Wilfried Witte
Tollkirschen und Quarantäne

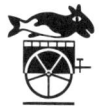

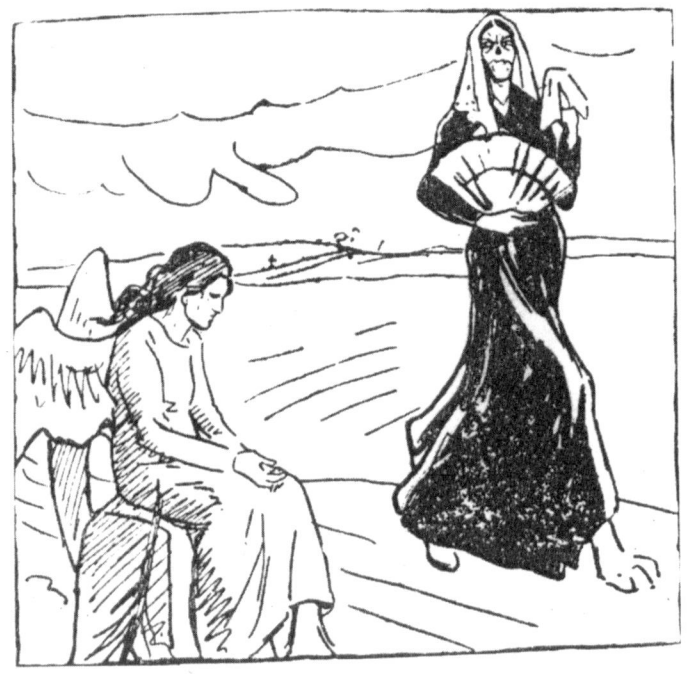

Die ›Spanische Lady‹: Allegorie der Spanischen Grippe auf einer dänischen Karikatur von 1918

Wilfried Witte

Tollkirschen und Quarantäne

Die Geschichte der Spanischen Grippe

Verlag Klaus Wagenbach   Berlin

Inhalt

Die Pandemie

Angefangen hat angeblich alles im März 1918 in Kansas/USA. In Haskell im Südwesten des Bundesstaats erkrankten Schüler. Gleichzeitig traf es Soldaten in Camp Funston nahe Fort Filey. Auch in Georgia waren es Soldaten, die zuerst erkrankten, in Fort Oglethorpe. Andere Ortschaften kamen rasch hinzu. Wahrscheinlich mit Truppenschiffen gelangte die Grippe dann nach Europa. Die Mannschaften der American Expeditionary Forces in Frankreich waren schon Mitte April davon betroffen[1], nachdem neue Truppen von Übersee in ein Militärdepot in der Nähe von Bordeaux eingezogen waren. Belgische Truppen hatten die Grippe ab Ende April 1918 in ihren Reihen.[2] In schneller Abfolge weitete sich die Grippe aus auf die British Expeditionary Force, dann griff sie auf die französischen und deutschen Soldaten über.[3] Am 20. Juni notierte ein im belgischen Beverloo stationierter deutscher Soldat in sein Tagebuch: »Heute morgen hat unsere Kompagnie 40 Mann mit hohem Fieber, wieder müssen mehrere mit Tragbahre fortgetragen werden. Das geht so Tag für Tag. Die Fleckfiebergefahr ist zwar überwunden, es ist aber die Grippe, die so unter uns wütet.«[4]

Influenza hatte es an der Westfront auch schon in den Jahren zuvor in epidemischem Ausmaß gegeben, zum Beispiel bei den deutschen oder englischen Truppen[5], ab 1917 auch bei den US-Amerikanern.[6] Ein bekannter Berner Physiologe und Internist

7

gab Anfang 1919 zu Protokoll, das »Teufelsei« sei in den Kriegs-jahren wohl in dem »Elend der Schützengräben« ausgebrütet worden.[7] Pandemisch waren diese Epidemien aber noch nicht. ›Spanisch‹ wurde die Grippe, nachdem die Nachrichtenagen-tur Reuters am 27. Mai 1918 vermeldet hatte, der spanische Kö-nig sei an der neuen Krankheit schwer erkrankt.[8] Schon einen Monat später sprach man da und dort von der ›Spanischen In-fluenza‹.[9] Der höchste Gesundheitsbeamte des Landes hat dem unfreiwillig Vorschub geleistet, indem er auf einer Pressekon-ferenz am 29. Juni zu verstehen gab, dass ihm von ähnlichen Krankheitsfällen in anderen Teilen Europas nichts zu Ohren gekommen sei.[10] Das Gerücht, die Grippe müsse spanischen Ursprungs sein, grassierte aber offensichtlich auch schon früh im benachbarten Portugal.[11]

Im Juli machte man sich in der Presse Frankreichs lustig über die »vornehmste Krankheit«. Nachdem der spanische König und das gesamte Ministerium die Krankheit hoffähig gemacht hat-ten, dürfe man sich nicht wundern, wenn weniger hochstehende Leute stolz darauf seien, gleichfalls »bei dieser merkwürdigen Influenzaepidemie Beachtung gefunden zu haben.«[12] Im *Berliner Tag* wurde karnevalesk ein verniedlichendes Spottlied auf die ›Spanische Krankheit‹ gedichtet:

Ach, wir konnten sie nicht ahnen,
Und kein Arzt hat sie gekannt –
Fern im Süd das schöne Spanien,
Spanien ist ihr Heimatland.
Diese fiebrigen Beschwerden
Keimten fern im schönen Süd,
Wo die ›Mandeln‹ dicker werden
Und die ›Rübe‹ plötzlich glüht.

8

Vor der Stirn dröhnt eine Pauke,
An den Schläfen brummt ein Brett.
Einsam zieh ich mit der Mauke
Unters schattige Oberbett.
So verbringt man schöne Stunden,
Weil der Weltgeist niemals ruht:
Immer Neues wird erfunden
Epidemisch und akut.

Steht die Menschheit auf der Kippe,
Während sie der Wirrwarr quält,
Eine neue Form der Grippe
Hat uns bloß bis jetzt gefehlt.
Immerhin! Nach kurzen Wehen
Stellt sie ihre Wirkung ein
In dem Land der Pyrenäen
Möge sie begraben sein!¹³

Man darf aber vermuten, dass der Spott dieser Verse auch der
Pressezensur zu verdanken war, die im Deutschen Reich streng
über die Publikationen zur ›Spanischen Krankheit‹ wachte. Ver-
niedlichende Gesänge durften die Zensur sicher passieren und
lanciert werden. Dass die Krankheit überhaupt ›spanisch‹ wurde,
ist letztlich dem Umstand zu verdanken, dass die Presse im nicht
kriegführenden Spanien nicht so sehr gegängelt wurde wie in
den Ländern der Kombattanten.
    Zunächst erkrankten zwar sehr viele Personen an der Grip-
pe, aber es starben daran relativ wenige. Aus Leipzig war am
14.Juli zu vernehmen, die beiden Ortskrankenkassen hätten
5000 Krankmeldungen zu verzeichnen.¹⁴ Die portugiesische
Zeitschrift *Medicina Contemporânea* meldete zu dem gleichen
Zeitpunkt, Ende Mai seien 200000 Spanier von der Grippe
betroffen gewesen.¹⁵

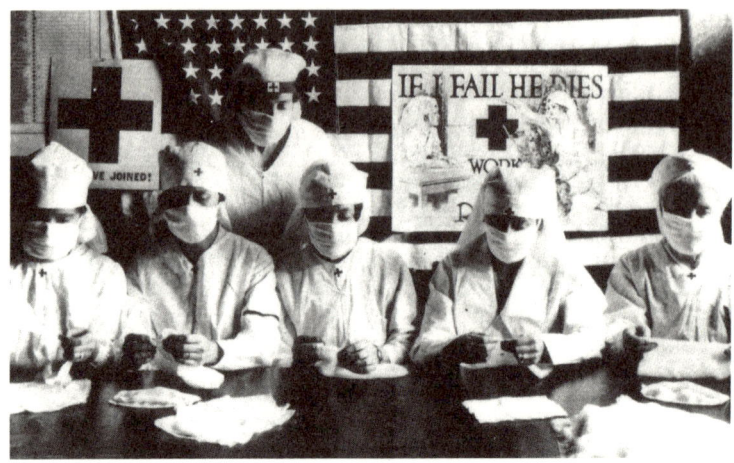

Mitarbeiter des US-amerikanischen Roten Kreuzes, die 1918 gegen die Spanische Grippe ankämpfen

So wie in Europa trug es sich auch in der Karibik oder in Asien zu. In Havanna war im Juni ungefähr ein Viertel der Bevölkerung grippekrank.[16] Manila hatte die Seuche durch ein US-amerikanisches Armeeschiff aus San Francisco erreicht, das dreißig bis vierzig Kranke an Bord hatte. Schon drei Tage später waren bis zu 80 Prozent der Hafenarbeiter nicht mehr einsatzfähig. Zwei Tage darauf hatte die Krankheit das Geschäftsviertel der Stadt erfasst. Eine große Firma hatte 80 Prozent Ausfall unter den philippinischen Beschäftigten zu verzeichnen und 50 Prozent unter den europäischen. Zwei Zeitungen mussten zeitweilig ihr Erscheinen einstellen, die Telefongesellschaft kümmerte sich kaum noch um die Telefonie, 90 Prozent der Mitarbeiter fielen durch Krankheit aus.[17] China und Indien erreichte die Grippe im Juli und August. Afrika hatte schon im Mai ersten Kontakt mit pandemischer Influenza.

Schon allein weil die Krankheit im Frühjahr aufgetreten war, fragten sich viele US-amerikanische und europäische Fachleute, worum es sich da handeln könnte. Die Erregerfrage ließ sich jedenfalls nicht eindeutig klären. Das verleitete einige britische Mediziner zu der Behauptung, es könne sich nicht um Influenza handeln – sie hätten den Erreger nicht nachweisen können.[18] Andere verwahrten sich gegen diese Einschätzung – zum Beispiel ein bekannter deutscher Internist.[19] Die Angst, etwas Schlimmes könne sich hinter der neuen Seuche verbergen, ging trotzdem um. Wo Informationen unterdrückt werden, sprießen schnell Gerüchte: So spekulierte die *Magdeburgische Zeitung* am 29. Mai, es könnte sich ja auch um die Pest handeln! Da die Kunde von Toten, deren Haut sich geradezu schwarz verfärbt hatte, da und dort durchdrang, verstummten diese Stimmen nicht. Die k.u.k.-Monarchie fühlte sich schließlich bemüßigt, dem Gerücht durch eine Untersuchungskommission auf den Grund zu gehen. Der bekannte ›Pestforscher‹ Anton Ghon aus Prag wurde an die Schweizer Grenze nach Vorarlberg geschickt, konnte aber keine Anzeichen von Pest nachweisen. Das Gerücht aber ließ sich nicht aus der Welt schaffen.[20]

Überall, wo die Grippe ankam, blieb sie einige Wochen virulent, verursachte meist plötzliche und heftige Krankheitssymptome, um dann wieder zu verziehen. Im Sommer sah es so aus, als wäre der Spuk vorüber. ›Pandemie‹ bedeutet zunächst einmal, dass große Teile der Welt betroffen sind: In fünf Monaten hatte die Grippe die Erde umrundet. Vielleicht war die ›rätselhafte Krankheit‹ ja einfach wieder verschwunden. Tatsächlich war es nur die Ruhe vor dem Sturm, der im Herbst in der nördlichen Hemisphäre losbrach. Jetzt erst wurde es zu einem richtigen ›Rätsel‹.

Mitte August 1918 ging es los. In wenig mehr als einer Woche startete eine zweite Welle der Influenzapandemie in Brest in der Bretagne[21], Boston/Massachusetts, Freetown/Sierra Leone und Dakar im Senegal. Nach Freetown kam die Grippe durch ein britisches Schiff, die H.M.S. Mantua.[22] Parallel wurde Dakar infiziert, durch die Besatzung der H.M.S. Ebro, die Avonmouth am 2. August verlassen und am 12. 8., und dann wieder am 19. 8. Kontakte an Land hatte. Zuvor war die Grippe auf beiden Schiffen ausgebrochen.[23] In Brest waren in kurzen Zeitabständen insgesamt über 790 000 US-Soldaten angelandet; am 22. August hatte die Seuche die Stadt erreicht, ein paar Tage danach auch Boston in New England.[24] Am 27. August sah man kranke Seeleute am Bostoner Commonwealth Pier.[25] So bösartig wie zu dem Zeitpunkt kannte man die Grippe nicht, zum Teil starben die Menschen innerhalb kürzester Zeit.

Progrès de Lyon titelte am 21. September, eine »neue geheimnisvolle Krankheit« sei in ganz Spanien aufgetreten.[26] Am 1. Oktober berichtete ein Beobachter aus Madrid, in einigen Ortschaften seien alle Einwohner krank oder von 500 dort lebenden Menschen nur noch 70 oder 80 auf den Beinen. Alle anderen würden, sich vor Fieber schüttelnd, auf den Arzt warten, »den wahren Held, heute wie immer das Opfer eines nach wie vor unzulänglichen Gesundheitswesens.«[27] Im Oktober erwies sich die Grippe in Frankreich als äußerst aggressiv und befiel neben lungenkranken älteren Patienten vor allem junge, robuste Menschen.[28] Dass neben den ganz jungen und ganz alten Menschen, die der Grippe häufig zum Opfer fallen, auch viele 20- bis 40-Jährige an Influenza starben, war ein Charakteristikum der Spanischen Grippe. Im britischen Dover konnte man am 3. Oktober 1918 in der Zeitung lesen, dass sich nicht einmal der älteste Bewohner der Stadt an solche Sterberaten erinnern konnte.[29]

Im Oktober und November trat die Grippe in ganz Europa auf. Unter anderem in einzelnen süddeutschen Ortschaften lagen ganze Familien darnieder. Im Berliner Westend-Krankenhaus wurden schon Anfang Oktober 1918 nur noch Grippekranke aufgenommen, bei denen wenigstens »41 Grad Fieber« gemessen wurde.[30]

Viele starben jetzt an der Grippe. Aus dem hessischen Nidda, Kreis Büdingen, war zu vernehmen: »Täglich ertönen die Sterbeglocken.«[31] Das Oberversicherungsamt Darmstadt gab bekannt, dass von 25 000 gemeldeten Grippekranken 500 verstorben seien.[32]

Schulen im Deutschen Reich und in Frankreich wurden geschlossen, ebenso Theater und Kinos, zum Beispiel in Lyon. Ein Medizinprofessor des Pariser Militärkrankenhauses Val-de-Grâce verordnete seinen Bediensteten, Masken zu tragen, die nicht nur Mund und Nase, sondern auch die Augen bedeckten – wegen der Gefahr einer Infektion über die Tränengänge.[33] Sonst wurde nicht viel unternommen, und währenddessen fielen immer mehr Menschen der Influenza zum Opfer.

Anders als über die Grippe durfte über den Feind Negatives berichtet werden. So ging beim deutschen Wolffschen Telegraphenbüro am 26. September eine Meldung über den Ticker, dass es in den französischen Marinedepots in Brest, Rochefort und Lorient fürchterlich zugehe. Mit Bezug auf eine Anfrage in der französischen Deputiertenkammer an den Marineminister verwies man darauf, dass die Depots im Dreck versinken würden: »Wegen der Grippe brachte man junge Matrosen auf ein altes Schiff und pferchte 2 700 Menschen in zuvor nicht desinfizierte Räume.« Das Wasser sei so schmutzig gewesen, dass die Mannschaften es vorgezogen hätten, sich nicht zu waschen. »Die Seuche in dem zweiten Depot von Brest, das von Schmutz starre, dauere seit langem an. In Räumen, die für 1 500 Mann bestimmt waren, seien 4 000 Mann untergebracht.« Der Minister versuchte, die Abgeordneten mit dem Hinweis zu beschwichtigen, dass die Seuche doch in allen europäischen Ländern gleichermaßen auftrete. In Brest sei sie auch wieder zurückgegangen, nachdem man die Einziehung der »Jahresklasse 1920« gestoppt habe.[34]

In dem, was veröffentlicht werden durfte, setzte sich der Krieg mit den Mitteln der Sprache fort. Auch direkte Anschuldigungen kamen vor. So wurde in der italienischen Presse verbreitet, bei der Spanischen Grippe handele es sich um eine in deutschen Laboratorien als Biowaffe ersonnene Seuche.[35] Bei der Frage, was zu tun sei, herrschte vorrangig Ratlosigkeit. Im französischen Seine-Distrikt beispielsweise sollten die Tische und Flure mit Formaldehyd desinfiziert und die Nasenöffnungen antiseptisch behandelt werden. Aber was half das?[36] Im italienischen Ravenna feierte die Vorstellung vom Schmutz, der Seuchen verursacht, Urstände: Lastkarren durften die Straße nicht mehr überqueren.[37] Noch vor dem Waffenstillstand am 11. November wurde der Krieg im Angesicht der Seuche zur Nebensache, auch wenn man das nirgends so lesen konnte. Ein Heidelberger Mediävist schrieb am 20. Oktober in sein Tagebuch:»Die städtische Bevölkerung steht gegenwärtig noch mehr unter dem Eindruck der bösartigen Grippe als unter dem der großen Niederlagen.«[38] Und auch nach Kriegsende forderte die Influenza im Deutschen Reich weitere Opfer. In einem internen Bericht schrieb der Regierungspräsident von Lüneburg am 31. Januar 1919 über die Herbstepidemie, dass keine Ortschaft von ihr verschont bleibe. Der Bezirk sei aber nicht gleichmäßig befallen. So war in einer Gemeinde im Kreis Celle die dortige»Garnison der schlimmste Herd der Herbstepidemie«. Hier hatte die Zivilbevölkerung offenbar so viel Glück, dass sie kaum betroffen war.[39]

Die Denkschemata ähnelten sich. In St. Goarshausen im preußischen Regierungsbezirk Wiesbaden meinte ein Arzt noch während der ersten Welle feststellen zu können, dass die Krankheit unter den russischen Kriegsgefangenen häufiger auftrat als bei der»bürgerlichen Bevölkerung«. Er wird Recht gehabt haben. Aber rechtfertigte das eine implizite Schuldzuweisung? Auch andere ungünstige Umstände leisteten der Grippe Vorschub. So wurde Influenza in Montabaur durch einen Verwundetentransport eingeschleppt.[40]

Waren es im Westen des Deutschen Reiches vor allem Menschen in den industriellen Ballungszentren, die schwerpunktmäßig betroffen waren, wurde im Osten des Reiches vornehmlich die einheimische deutsche und polnische Landbevölkerung befallen. Im preußischen Regierungsbezirk Breslau (Wrocław) lag die grippebedingte Übersterblichkeit (›Exzessmortalität‹) nach offiziellen Zahlen bei 5 Promille.[41] Der Regierungspräsident von Breslau schrieb am 7. April 1919 in einem Dokument, das zum Dienstgebrauch bestimmt war, dass die erste Welle der Grippe im August 1918 ganz erheblich nachgelassen habe. Ende September, Anfang Oktober jedoch sei es erneut und »explosionsartig« zu einem »neuen gewaltigen Ausbruch« gekommen. In ungewöhnlicher Deutlichkeit porträtierte der Autor die damaligen Verhältnisse. Er konnte sich dabei auf viele Augenzeugen berufen:»Er habe, so sagt ein alter Kreisarzt, in seiner 40-jährigen Tätigkeit noch nie solche Fülle von Arbeit zu leisten gehabt wie während der Epidemie. Kaum eine Familie blieb von der Krankheit verschont; in sehr vielen wurden sogar alle Mitglieder von der Seuche ergriffen. In den Städten leerten sich die Fabriken, die Büros der Behörden, die Geschäfte und die Schulen, auf dem Lande stand fast der ganze Wirtschaftsbetrieb still, die Kartoffelernte stockte, und das Vieh musste hungern, weil alles krank und arbeitsunfähig darnieder lag.«[42]

Irland und Großbritannien blieben von der Spanischen Grippe ebenso wenig verschont. In Belfast entschied der Stadtrat, dass Fälle sogenannter septischer Pneumonie von Anfang Dezember 1918 bis Mitte Juni 1919 meldepflichtig seien.[43] Im Dezember 1918 bemühte sich das britische Ernährungsministerium darum, die Menge verfügbaren Alkohols zur Behandlung von Grippekranken dort zu erhöhen, wo Mangel aufgetreten war. Der Alkohol musste allerdings vom Arzt verschrieben werden.[44] Im März des darauffolgenden Jahres, als bereits die dritte Welle der Grippe durch das Land ging, beschwerten sich

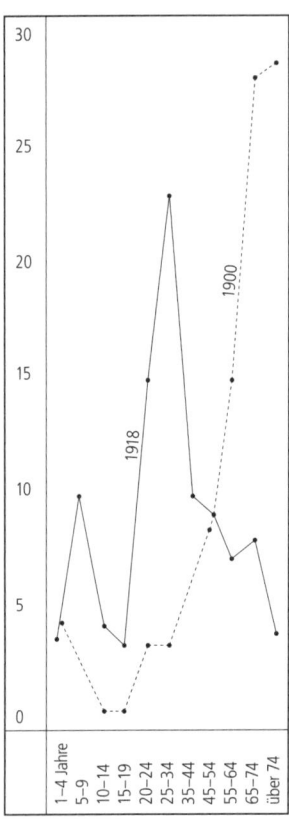

Sterblichkeit durch Grippe in Schottland 1900 und 1918 (nach Dopter und de Lavergne)

Bürger Manchesters über zu wenig Whisky »zu medizinischen Zwecken« – ob nun mit oder ohne Rezept.[45] Ein britischer Gasmasken-Hersteller hatte unterdessen die sogenannte *Arellano Influenza mask* als Grippeschutz auf den Markt gebracht.[46] Ein Londoner Arzt hielt Anfang 1919 Taschentücher, getränkt mit einem Mix aus Eukalyptusöl, Kampfer, Menthol, Alkohol etc., für die richtige Prophylaxe.[47] In Paris empfahl im November eine medizinische Kapazität, man solle alle zwölf Stunden Buchenholzöl in lauwarmer Milch trinken, Erwachsene 25 bis 30 Tropfen, Kinder einen Tropfen für jedes Lebensjahr.[48] Auch der Aderlass kam wieder zu alten Ehren[49]; »Händewaschen nicht vergessen« lautete schließlich eine französische Empfehlung.[50]

In Amerika kam es unterdessen zu Katastrophen ungeahnten Ausmaßes. Auf dem südlichen Kontinent wurde Britisch-Guyana besonders stark in Mitleidenschaft gezogen. Vor allem Indianer erkrankten; betroffen waren bis zu 75 Prozent der Bevölkerung.[51] Der Keim, der für die Grippe verantwortlich war, traf offensichtlich auf Menschen, die immunologisch nicht gegen ihn gewappnet waren.[52] In Mexiko soll es während der zweiten Grippewelle zu fast 440 000 Toten gekommen sein[53], und auch vor Nordamerika machte die Epidemie nicht halt.

Hier waren die Inuit in Alaska und Nordkanada sowie die Indianer[54] besonders betroffen. Dabei erkrankte nicht nur je ein Viertel der Bevölkerung an der Grippe, sondern es starben etwa 25 Prozent der Infizierten.[55] Ganze Inuit-Dörfer hatten keine erwachsene Bevölkerung mehr. Man fand Kinder in den Armen ihrer toten Mütter.[56] Am 19. November 1918 machte sich der Dampfer Spokane von Seattle auf den Weg nach Alaska. An Bord waren zehn Ärzte, Schwestern und Hilfsarbeiter. Viel mehr als ein Tropfen auf den heißen Stein wird es nicht gewesen sein.[57] Ein anderes Schiff, die Tulane, war es gewesen, mit der die Grippe im Oktober 1918 Alaska erreicht hatte.[58]

Auch in dichter besiedelten Regionen der USA wütete die Krankheit. Sogenannte ›Zusammenballungen‹ (*crowding*) begünstigten die Ausbreitung der Seuche. Die Landstriche, in denen Anthrazitgruben lagen, waren am stärksten betroffen. In Schuylkill/Pennsylvania und Northumberland/Virginia, wo die zweite Grippewelle am 4. Oktober einsetzte, kam 1 Toter auf 145 Einwohner. In Minersville/Utah gab es auf 6 000 Einwohner schließlich 200 Waisenkinder. Im Schuylkill County waren es 1 500 Kinder, die ihre Eltern verloren hatten. In Scranton/Pennsylvania erkrankten vom 5. bis 25. Oktober 4 250 Menschen, von denen 239 starben.[59]

Die Stadt San Francisco, die insgesamt nicht so stark unter der Seuche litt, ist dadurch weltweit in die Schlagzeilen gekommen, dass der Bürgermeister und der *Health Officer* San Franciscos von Oktober 1918 bis Februar 1919 das Tragen eines Mundschutzes, der auch die Nase bedeckte, für die gesamte Bevölkerung verordneten. Die Bürger San Franciscos wurden auf diese Weise regelrecht zum »Krieg gegen die Grippe«[60] gezwungen – auch wenn es nicht an Protest gegen die Maßnahme fehlte.[61] Auch die Frage, ob man über den Maskenzwang nicht eigentlich abstimmen müsse, wurde aufgeworfen.[62]

Die Masken selbst wurden vom Roten Kreuz zur Verfügung gestellt. Es fehlte nicht an medizinischer Prominenz, die diesen Masken attestierte, sie böten einen totalen Schutz. So erklärte ein Professor für Pathologie, der gleichzeitig ›Dean‹ der Stanford Medical School war, der Influenzabazillus könne eine »ordentlich hergestellte Maske aus Gaze« nicht durchdringen.[63] An demselben Tag, als der Dean die völlige Sicherheit bestätigte, konnte man in einer Zeitung San Franciscos lesen, dass ein grippekranker Farmer in Redding und ein Angestellter aus Marysville, der ebenfalls an der Influenza litt, sich tags zuvor – mit dem Strick beziehungsweise der Pistole – das Leben genommen hatten aus Furcht vor den Auswirkungen der Krankheit.[64] Als die zweite Welle der Grippe abebbte und das Waffenstillstandsabkommen in Europa in Compiègne geschlossen worden war, erklärte die Stadt San Francisco, so wie die ›Hunnen‹ besiegt worden seien, habe die Stadt die Spanische Grippe besiegt.[65] Die Menschen jubelten und warfen die Masken weg. Als die dritte Welle kam, wurden sie allerdings erneut genötigt, sich die Masken überzustülpen.[66]

Im Deutschen Reich wurden keine Masken verordnet, und kaum jemand hat einen Mundschutz getragen. In der Therapie der Grippe kamen hierzulande die Chininderivate des Paul Ehrlich-Mitarbeiters Julius Morgenroth, die seit einigen Jahren auf dem Markt waren, groß in Mode (Optochin, Eukupin, Vuzin). Dass die Kokken-Killer nicht auch durch toxische Nebenwirkungen auffielen, ist allerdings schwer zu glauben ...[67]

In Ländern hingegen, in denen es kaum Ärzte gab, machten die Menschen das, was sie auch sonst bei Krankheiten taten: Im Iran zum Beispiel stieg der Opiumkonsum drastisch an.[68] An vielen Orten ging alles so schnell vonstatten, dass es kaum noch zu Therapieversuchen gekommen sein dürfte. Auf Tahiti brach die bösartige Grippe am 16. November aus. Von einem französischen Korrespondenten ist ein Brief vom 8. Dezember

1918 überliefert. Demnach begann das Inferno, nachdem die Besatzung eines Schiffes aus San Francisco, der Navua, an Land gegangen war. Die Navua hatte die Grippe an Bord. Ein Besatzungsmitglied starb, die Bevölkerung war beunruhigt. Offizielle Stimmen beschwichtigten – doch wahrscheinlich wurde nichts unternommen. Stattdessen organisierte man eine Kriegs-Siegesfeier mit Festbankett. Tags darauf war die halbe, schließlich die ganze Einwohnerschaft Papeetes erkrankt. Alle Geschäfte blieben geschlossen. Weit und breit waren nur zwei Laster zu hören, die die Kadaver der Verstorbenen zu einer Grube fuhren. Der französische Journalist schätzte die Zahl der Toten auf mindestens 1 000, ein Fünftel der Bevölkerung.[69]

Schillernd war auch der Fall Samoas, das seit 1899 zwischen den USA (Amerikanisches Samoa) und dem Deutschen Reich (Westliches Samoa) aufgeteilt war. Zu Beginn des Weltkriegs besetzten neuseeländische Truppen West-Samoa. Neuseeland führte die Verwaltung des Landes unter verschiedenen Rechtstiteln schließlich bis zur Unabhängigkeit im Jahre 1962 fort. Nachdem am 30. Oktober 1918 das neuseeländische Handelsdampfschiff Talune Auckland verlassen und am 4. November in West-Samoa angelangt war, breitete sich dort innerhalb kürzester Zeit die Grippe aus, die zuvor an Bord gewütet hatte. Innerhalb weniger Wochen reduzierte sich die Bevölkerung West-Samoas um 22 Prozent. Im 70 Kilometer entfernten Amerikanischen Samoa hingegen trat die Grippe offensichtlich so gut wie gar nicht auf, da die angeordnete Quarantäne durchgehalten wurde.[70] Diese unterschiedliche Verbreitung der Seuche erregte Aufsehen. Simon Flexner vom Rockefeller Institute for Medical Research in New York faszinierte diese Geschichte so sehr, dass er sich im Dezember 1919 an das US-Militär wandte und darum ersuchte, möglichst bald in die Südsee fahren zu dürfen, um das Phänomen zu erforschen.[71]

Eine weniger rigide Quarantäne in Australien konnte nicht verhindern, dass dort Ende 1918 auch Fälle von Influenza auftraten. Allerdings verzögerte sich der eigentliche Ausbruch, sodass in Australien nur zwei Grippewellen im Jahr 1919 zu verzeichnen waren, die gleichwohl 12 000 Australier das Leben kosteten.[72] Im benachbarten Neuseeland hatte schon im Herbst 1918 die Grippe gewütet, während des sogenannten *Black November*.[73]

Katastrophenmeldungen ohne Ende verzeichnete man aus Indien, dem Land, das weltweit am stärksten von der Spanischen Grippe betroffen gewesen zu sein scheint: Allein auf dem indischen Subkontinent starben mindestens 17 bis 18 Millionen Menschen[74] – was nicht zuletzt darauf zurückzuführen ist, dass die ländlichen Regionen Indiens zu jener Zeit über kein öffentliches Gesundheitswesen verfügten; die ayurvedische Medizin hingegen erlebte einen Aufschwung.[75] Nach einem Report eines Lieutenant-Colonel des britischen Indian Medical Service lag die Mortalität im Punjab mit seinen 20 Millionen Einwohnern bei 8,1 Prozent, so hoch wie seit 1867 nicht mehr. Die Krankenhäuser waren hoffnungslos überfüllt. Man konnte die Toten gar nicht so schnell entfernen, wie neue Sterbende eintrafen. Überall lagen Leichen auf den Straßen, die Infrastruktur brach faktisch zusammen. Einer neueren Untersuchung zufolge kümmerten sich die britischen Verantwortlichen für *Public Health* nicht sonderlich um die einheimische Bevölkerung. So überlebten denn auch deutlich mehr Europäer die Seuche als Inder.[76]

Andere Länder ohne öffentliche Gesundheitssysteme kämpften mit ähnlichen Problemen. Im arabischen Riyadh beispielsweise gab es Ende 1918 keinerlei medizinische Versorgungsstrukturen, sodass sich angesichts des Grippedesasters der damalige Herrscher Ibn Saud bemüßigt fühlte, etwas zu unternehmen. Er rief einen US-amerikanischen Arzt aus Bahrein zu Hilfe. Der Unglückselige hieß Paul Harrison und war mit der Situation völlig überfordert. Am 18. Januar 1919 schrieb Harrison aus Riyadh:»Die gesamte Stadt war krank, so sehr, dass die Leichen auf Eseln und Kamelen aus der Stadt getragen wurden.«[77] Als genauso prekär erwies sich die Lage in Afrika, wo die rätselhafte Krankheit Bezeichnungen erhielt wie *fulwensa* oder *fuluensa*, so etwa im nördlichen Rhodesien (Sambia) und Nyasaland (Malawi).[78] Im Distrikt Taita in Kenia verfasste ein lokaler *chief* am 5. November 1918 folgenden Brief auf Kiswahili:»Ich möchte Sie informieren über alle meine Träger. Die Krankheit ist ernst geworden, es gibt keinen Träger, der gesund ist, alle sind komplett infiziert durch die Krankheit. Diese Krankheit des Kopfes und Hustens und des Rückens. Das sind die Neuigkeiten und ich teile Ihnen mit, dass ich auch angesteckt bin.« Die Grippe war via Schiff aus Indien in Kenia angelangt und durch Militäraktionen im Land verbreitet worden.[79]

Im Gebiet des heutigen Ghana (Goldküste, Ashanti und nördliche Regionen) erkrankten 1918 80 Prozent der Bevölkerung an Grippe. Im Schnitt starben an ihr 67 Promille, 80 Prozent davon waren unter 40 Jahre alt. Kinder wurden bei der Auflistung der Toten für die britische Kolonialmacht durch die lokalen *chiefs* gar nicht erst berücksichtigt, da in den Statistiken »Kinder nicht als Personen galten und die Ziffer der Toten unter ihnen so hoch war«.[80]

In Süd-Rhodesien bewirkten die kolonialen Strukturen, dass die schwarzen Minenarbeiter die Flucht ergriffen, nachdem die Influenza ausgebrochen war. Damit leisteten sie der Verbreitung der Krankheit Vorschub, sie legten aber auch Zeugnis davon ab, dass der weiße Mann sie mit dieser Krankheit töten wolle.[81] Mündliche Überlieferungen und Kolonialakten belegen, dass in vielen Siedlungen Totenstille herrschte, unbeaufsichtigtes Vieh trieb sich herum, während Tote und Kranke nebeneinander in den Häusern lagen. Fünfzig bis hundert Prozent der Bevölkerung waren grippekrank.[82] Religiöse Endzeitbewegungen fanden Zulauf.[83] Im heutigen Südwest-Tansania wurde die Grippe bald allgemein als Seuche wahrgenommen, die sich allerdings nicht im Bewusstsein der Menschen verankerte angesichts der nachfolgenden Hungersnot, die indirekt Folge der Seuche in der einstmaligen deutschen und schließlich britischen Kolonie war.[84]

Als schließlich noch eine dritte Grippewelle um die Welt zog, wird es kaum noch jemanden auf dem Planeten gegeben haben, der die Krankheit nicht verfluchte. Die dritte Welle kam im Frühjahr 1919, anderswo 1920. In Portugal trat sie im Mai 1919 auf[85], in Großbritannien bereits im Februar.[86] Im Mai 1919 sprach man auch in Venezuela von einer »dritten Welle«[87], die aber in ihrem Verlauf nicht mehr ganz so tödlich war wie die zweite. Grippeepidemien in den Jahren nach 1920 waren eher geringeren Ausmaßes und von einer anderen Altersverteilung geprägt, sodass sie nicht mehr der Spanischen Grippe zuzurechnen sind.

Die Bilanz der Seuche: In den USA starben ca. 675 000 Menschen an der Spanischen Grippe[88], im Deutschen Reich waren es etwa 300 000.[89] Die aktuellen Schätzungen, weltweit seien 27 bis 50 Millionen Menschen an der Spanischen Grippe gestorben[90], sind allerdings mit Vorsicht zu genießen: Mit Sicherheit liegt die Zahl der Toten noch um einiges höher – denn niemand vermag genau zu sagen, was sich zwischen 1918 und 1920 in China zugetragen hat, dem bevölkerungsreichsten Land der Erde. Verlässliche Daten gibt es aus dem Reich der Mitte bis heute nicht.[91]

Die (Vor-)Geschichte

Zwar ist die Spanische Grippe als die verheerendste Grippewelle der Moderne in die Medizingeschichte eingegangen, ähnliche Phänomene hat es allerdings schon früher gegeben. Ein Blick zurück auf die Bemühungen der Mediziner vergangener Jahrhunderte, die Influenza zu diagnostizieren, zu klassifizieren und – womöglich – zu bekämpfen, vermittelt tiefe Einsichten in das Denken und das medizinische Selbstverständnis der jeweiligen Zeit.

»Die Erscheinungen des Gesammtlebens in den Volkskrankheiten, wie überhaupt in dem Wechsel des Befindens grosser Menschenvereine zu ergründen, ist eine der wesentlichsten Aufgaben der höheren ärztlichen Forschung. Der Versuch sie zu lösen erhebt den Arzt auf einen Standpunkt, wo es ihm gelingt, das Allgemeine und das Besondere mit schärferem Blicke zu durchdringen, und seiner Wissenschaft die Bahn zu ihrem äussersten Ziele zu brechen.«[92] Justus Friedrich Carl Hecker (1795–1850), der das Lob der Erhabenheit des scharfblickenden Arztes aussprach, war seines Zeichens ordentlicher Professor der Heilkunde an der Berliner Friedrich-Wilhelms-Universität und lehrte Geschichte der Medizin. Mit einer großartig angelegten *Geschichte der Heilkunde* (Bd. 1) 1822 berühmt geworden, beschäftigte er sich im Laufe der Jahre beispielsweise mit dem »schwarzen Tod«[93], der »Tanzwuth«, die als eine

»Volkskrankheit im Mittelalter«[94] galt, dem »englischen Schweiß«[95] oder den krankhaften »Kinderfahrten«.[96] Heckers Herzensprojekt war die Begründung einer Historischen Pathologie, in der politisches und soziales Leben ebenso wie Atmosphäre und Tellurik zu berücksichtigen waren, also alle Auswirkungen der Erde auf den Menschen. Die engen Begrenzungen einer reinen Geschichte der Krankheiten sollten überschritten werden, um die Lehre vom Krankmachenden mit dem gesamten Leben der Menschheit und der umgebenden belebten Natur in Zusammenhang zu bringen[97] – so viel Pathos galt als angemessen. So wie man das Rätsel der Seuchen vermeintlich vollumfänglich ergründete, wollte man sie auch therapeutisch in den Griff bekommen. Seuchengeschichte zu schreiben hieß, das Allgemeine und Verursachende zu erfassen.

Etwas nüchterner im Stil waren die Schüler und Nachfolger Heckers, die den Anspruch, ein Seuchengeschehen zeitlich und räumlich universal zu kartographieren, gleichwohl nicht aufgaben. Einer dieser Eleven war der aus Neuwied am Niederrhein stammende Heinrich Schweich, der im August 1835 mit einer Arbeit über den *morbus herpeticus* – in Latein abgefasst – in Berlin promoviert worden war. Im Jahr darauf erschien aus seiner Feder eine historisch-pathologische Abhandlung zur Influenza – auf Deutsch.[98] Sie ist auch heute noch eine der aussagekräftigsten Arbeiten zur Geschichte der Influenza vor 1918.

Der Name ›Influenza‹ stammt aus dem Italienischen, hergeleitet vom mittellateinischen Wort *influentia*. Stand im 14. und 15. Jahrhundert bei der Verwendung des Begriffs mehr die Astrologie im Vordergrund, änderte sich das später. Im 18. Jahrhundert wurde er vor allem vermittels des Englischen verbreitet. ›Grippe‹ hingegen ist dem Französischen entlehnt. Das Wort geht zurück auf *grippe*, was einstmals so viel wie ›Laune‹ oder ›Grille‹ bedeutete. Im Volksmund wandelte sich die ›Laune‹ zur Grippe, die der Influenza gleichgesetzt wurde. Ein früher

24

Beleg für die Grippe als katarrhalische Epidemie verweist auf das Jahr 1732.[99]

Schweich äußerte sich gleich zu Anfang seiner Arbeit voll des Lobes für den »geistvollen« Arzt und Beobachter Philipp Ludwig Wittwer (1752–1792) aus Nürnberg, der – wenngleich nicht umfassend – »fern von aller Gelahrtheit und Pedanterie« die Geschichte der letzten Epidemie beschrieben habe.[100] Für einen anderen Standesgenossen fand er dagegen kein Lob. Über die Arbeit des Stadthagener Arztes Georg Friedrich Most (1794–1845) zur Grippe heißt es bei ihm: »Dieser Verfasser hat sich seine Arbeit dadurch ganz ausserordentlich erleichtert, dass er Wittwer's gedicgene Forschungen ganz und gar abschrieb, und nur äusserst wenige Quellen hinzufügte; somit kann dieses Buch, als ein ziemliches Surrogat des in dem Buchhandel schon längst vergriffenen Wittwer'schen Werkchens benutzt werden.«[101]

Schweich selbst konnte nach genauem Quellenstudium kundtun, dass die Grippe in der Vergangenheit oft lediglich als epidemischer Katarrh oder pestilentialisches oder bösartiges Fieber tituliert worden war. Der Volksmund habe im Laufe der Jahrhunderte viele Wörter für die Krankheit geprägt. So hieß die Grippe in deutschen Landen auch ›Burzel‹, ›Hühnerwehe‹ oder ›Erstickungskrankheit‹. In Schweden habe man von *broestfeber* gesprochen, in Island von *quef*, in England von *catch cold*, in Frankreich von *coqueluche*, *follette* oder *coquette*, in Italien von *mal del zuccone* oder *catarro russo*, in Spanien von *pantomima* und in Portugal von *catarro epidémico*.[102] Mitunter seien ihr verschiedene »fabelhafte Märchen« angedichtet worden, welche im Mittelalter oft »den unschuldigen Juden« zur Last gelegt worden seien – so anlässlich der Epidemie von 1510, als die »scheinheilige Stimme entmenschter Pfaffen« gegen die Juden aufbegehrte: »Bei dieser Epidemie glaubten nämlich die Abergläubigen, und besonders streuete der päpstliche Hof das Gerücht aus, dass

25

diese Krankheit eine Strafe Gottes wäre«.[103] Die Epidemie von 1580 – siebzig Jahre später – habe selbst der Universalgelehrte Kurt Sprengel (1766–1833) falsch als ›Keuchhusten‹ bezeichnet – worin ihm der einfallslose Most nachfolgte.[104] Auch solche Übertragungen auf andere Krankheiten waren häufig.

Als das katarrhalische Fieber 1708/09 wieder auftrat, bekamen in Berlin viele Menschen, »die erbliche Anlage dazu hatten«, die Schwindsucht.[105] In Italien wurde viel Blut entzogen, »Purgirmittel« (Abführmittel) und Klistiere verabreicht. In Tübingen nannte man die Krankheit 1712 die »Schlafkrankheit«, da sie die Menschen mit Schlafsucht oder Schlaflosigkeit schlug. Im Jahr 1737 trat sie in besonders dramatischen Formen in Erscheinung, einem »Nervenfieber« ähnlich. Delirien und Raserei wurden beobachtet. »Nach einigen Tagen trat eine ungeheure Ermattung mit vielen Schweissen ein.« Damit aber nicht genug: »Wenn die Se- und Excretionen nicht zu Stande kamen, so erfolgte ein Beben der Lippen und des Unterkiefers, Schluchzen, Krämpfe und Abwesenheit des Geistes, worauf am fünften, siebenten, neunten oder spätestens am elften Tage der Tod erfolgte.« Vier Jahre später sah man in Messina und ganz Sizilien die Grippe als Vorbotin der Pest. Sechzehn Jahre danach, 1757, fiel die Epidemie in London unter anderem mit »Halsbräune« und Rachenabszessen auf. Soldaten in Bologna, die sich anschickten, eine Garnison zu beziehen, ereilte die Seuche mit tiefschlafähnlicher Benommenheit, dann mit »kaltem Schweiß«, bis unwillkürliche Stuhlabgänge den Tod ankündigten. Im Spätsommer und Herbst 1759 herrschte im Senegal ein »heftiger nervöser Katarrh« – wobei dieser fast ausschließlich den »Unterleib« ergriffen habe. »Epidemisches Seitenstechen« war der Vorbote der Influenza 1767 in Eisenach. Von der Grippe im englischen Yorkshire des Jahres 1775 war zu berichten, dass ihr eine »ähnliche Krankheit« unter Pferden und Hunden vorausgegangen war. Der Aderlass war zu jener Zeit eine klinische Wissenschaft für sich: »Musste Blut entzogen werden, so fand man es dick, einen flachen Kuchen darstellend, der wie gelbes Unschlitt aussah und auf einem dunkelgelben Blutwasser schwamm, und nur in wenigen Fällen fand man die wahre Speckhaut.«

Fünf Jahre später wurde die Mannschaft der britischen Atlas, die von Málaga zum chinesischen Kantonfluss (Guangzhou) in China segelte, von einem »nervösen Katarrhalfieber« heimgesucht, das außerdem auf der Coromandel-Halbinsel und in Bengalen ausgebrochen war. Im Jahre 1788 begann die Grippe ihren Zug durch die Kontinente. Wahrscheinlich von Asien ausgehend, erfasste sie nacheinander Russland, Polen, Deutschland, Frankreich und England. In England war sie Ende Juni angelangt, im Oktober in Genf und erst im September des darauffolgenden Jahres in der Neuen Welt: in Philadelphia.

Die Russen hatten unter der Behauptung zu leiden, die Influenza sei von ihrem Boden ausgegangen, als 1799 wieder ein Seuchenzug begann, der bis 1803 anhielt. Als die Grippe 1830 erneut um die Welt zog, war sie überlagert von der Cholera – Zusammenhänge wurden vermutet. Doch erst 1833, nach dem Abklingen der Cholera, erhielt die Influenza mehr Aufmerksamkeit.

Ihr Lauf um die Erde gestaltete sich unterschiedlich. Da war sich zumindest Heinrich Schweich sicher, der sich damit umso deutlicher von Most absetzte, der nur die Epidemien, die von Osten nach Westen zogen, als Influenzen gelten lassen wollte. Historische Pathologie bedeutete, Himmel und Erde für die Ursachenforschung heranzuziehen: »Sobald irgend eine Influenza ausbricht, sehen wir wichtige verschiedenartige, cosmische Erscheinungen derselben vorangehn, sie begleiten, oder ihr nachfolgen. Bald erscheinen Cometen, bald Nordlichter, bald Feuerkugeln, eigenthümliche Nebel, Erderschütterungen, vulkanische Ausbrüche, Ueberschwemmungen, merkwürdige Veränderungen in der Witterung, kurz eine allgemeine Störung des gewöhnlichen Verhaltens der Natur; daher denn so häufig eine allgemein gestörte Vegetation und Seuchen unter den Menschen und Thieren.«[106] Diese ganzheitliche Betrachtung konnte Sternenkonstellationen verantwortlich machen für die Seuche, wo andere zur selben Zeit meinten, es könne nur verdorbene Luft gewesen sein (Miasma), weil die Atmosphäre das »Vehikel« sein müsse, über das sich »eine so allgemeine Schädlichkeit« verbreitete. Der historisch-pathologische Versuch, der Grippe auf den Grund zu gehen, blieb noch bis Ende des 19. Jahrhunderts hoffähig[107], bis er von der bakteriologisch geprägten Epidemiologie abgelöst wurde. Um die Jahreswende 1847/48 trat noch einmal eine erdumspannende Grippeepidemie, eine Pandemie, auf den Plan. Danach verschwand die Krankheit aus dem Blickfeld der gelehrten Beobachter und geriet in Vergessenheit. Die Erinnerung an die Krankheit verblasste so sehr, dass ein britischer Epidemiologe später davon sprach, es handele sich um »weniger als eine Erinnerung, fast schon um einen Mythos«.[108]

Völlig überraschend tauchte die Grippe dann 1889 wieder auf. Es war die erste Influenzapandemie des bakteriologischen Zeitalters. Auch diesmal soll die Grippe russischen Ursprungs gewesen sein. Die erste Meldung stammte von einem Arzt der russischen Eisenbahngesellschaft, der Anfang Juni 1889 während des Baus der transkaspischen Eisenbahn in Buchara im russischen Generalgouvernement Turkestan eine Grippeepidemie beobachtete.[109] Im Verlauf der neuen Pandemie starben im Deutschen Reich ungefähr 66 000 (1,3 auf 1 000) und in Frankreich 60 000 Menschen.[110]

Inzwischen wurde kaum noch bestritten, dass die Grippe ansteckend sein müsse. Der Entdecker des Tuberkelbazillus, Robert Koch (1843–1910), gilt neben Louis Pasteur (1822–1895) als Begründer der Mikrobiologie. Es war sozusagen die selbstverständliche Pflicht der Mikrobiologen, bei dieser neuen Pandemie der alten Krankheit Grippe den verursachenden Keim

28

aufzuspüren und naturwissenschaftlich korrekt zu beschreiben. Im Jahre 1892 wurde einer von ihnen fündig: Richard Pfeiffer (1858–1945), ›Vorsteher der wissenschaftlichen Abteilung‹ im Institut für Infektionskrankheiten unter der Leitung Robert Kochs, entdeckte ein Bakterium, das kleiner war als alle bislang bekannten. Dabei fiel ihm auf, dass seine Neuentdeckung im Reich der Bakteriologie Blut liebte. Für dieses ›Pfeiffer-Bakterium‹ etablierte sich die Bezeichnung ›Influenzabazillus‹.[III] Unter diesem Namen ging es in die Lehrbücher der Medizin ein, als Verursacher der Grippe. Spätestens seit dem Mikrobiologenkongress 1947 in Kopenhagen wandelte sich die Bezeichnung des Bakteriums zu ›Haemophilus influenzae‹.

Zweifel an dieser Entwicklung und Widerstände gab es von Anfang an, aber das focht den Erfolg nicht an. Die Lehrbücher der Medizin handelten die Infektionskrankheit Grippe ausführlich ab und legten sie damit quasi ad acta. Was dabei weniger auffiel, war, dass es für die Betroffenen nicht viel mehr an Therapie gab als zuvor. Die einzelnen Krankengeschichten änderten sich also nicht wesentlich, wenngleich über sie sachlicher berichtet wurde.

Der deutsche ›Chef der Sanitätsstatistik in Egypten‹, der das Postulat der Sachlichkeit einzuhalten gedachte, zeigte sich 1893 nicht gerade dem Fremden gegenüber aufgeschlossen, als er Ärzten in Deutschland die Krankengeschichte eines ägyptischen Hausmeisters erzählte, die hier wiedergegeben werden soll: »Der Boab Achmed kommt am 17./I. in meine Sprechstunde, klagt über Frösteln und Hitze, Kopfweh, Appetitlosigkeit, Schwäche seit einigen Tagen; Zunge belegt, [...] Temp. 39,7, Puls 96 – relativ schwach. Kalomel, Chinin. Nach einigen Tagen kommt Patient wieder, Temperatur 39,4, Puls 84 schwach; auf beiden Lungen, besonders hinten, mehr Rasseln, sonst *stat. idem*; [...]. Ich rieth dem Patienten ins Hospital zu gehen, was er jedoch nicht that. Nach ca. 14 Tagen sah ich ihn in seiner möglichst ungünstigen Wohnung (frischer Lehmanbau an einem arabischen Hause, Thür und Fenster offen). Patient liegt in starkem Schweiss bis über den Kopf eingewickelt in Decken und einer Art Mantel (was die Araber bei jeder Erkrankung thun). Grosse Schwäche, Temperatur 39,5, Puls ca. 82, schlapp; keine Klagen [...]. Über den Lungen überall Pfeifen und Giemen [...]. Leichtes Abführmittel. [...] Chinin decoct. mit Cognac und kräftigende Diät; dass dieselbe aber gegeben, bezweifle sehr. Trotzdem der Allgemeinzustand ein recht schlechter war, war Patient nach ca. 8 Tagen fieberfrei; Bronchitis verschwindend, und wenn auch sehr heruntergekommen, genas Patient doch allmächlich völlig.«[112]

Eine solche Krankengeschichte hätte ähnlich auch Heinrich Schweich in den 1830er-Jahren erzählen können, nur wäre sie dann wahrscheinlich weniger distanziert (und xenophob) ausgefallen. Schweich berichtete den Kollegen stattdessen lieber von einem Experiment, das ein Freund unternommen hatte, als die Grippe wieder im Anmarsch gewesen war. Der Freund hatte schon den ganzen Tag über die »Vorboten der Influenza« gefühlt »als Verdrüßlichkeit und allgemeine Mattigkeit« und wollte nun endlich einmal wissen, ob die Krankheit durch »Diätsünden« – sprich große Mengen Alkohols – wirklich verschlimmert werden könnte. Gesagt, getan – die beiden durchwachten die Nacht, es flossen große Mengen »bairischen Biers«. Dann bettete man sich zur Ruhe, bis der Freund mit Kopf- und Kreuzschmerzen erwachte: »Der Puls war voll, stark und hart, die Zunge roth und heiss, die Nasenhöhle trocken, die Augen gläsern, sehr glänzend, und scheinbar hervorragend, die Haut war trocken, heiss, roth und turgescirend [angeschwollen, W. W.], und die Kopfschmerzen steigerten sich bis zum höchsten Grade.« Dann erbrach sich der Freund, der zum Patienten geworden war, immerzu, die mehrmals dargereichte »Salpeteremulsion« gleich mit. Gegen Mittag delirierte er, das Fieber stieg weiter an. Doch

der Freund war stur: Als die Delirien nachließen, verweigerte er
»den angerathenen Aderlaß, da er
bis jetzt noch nie einen an sich
machen liess, und daher nicht
gern den Anfang damit machen
wollte«.Ein Klistier erhielt er aber,
worunter die Verstopfung auf-
hörte und mit ihr das Erbrechen.
Die Salpeteremulsion blieb in cor-
pore, aber das Fieber wollte nicht
sinken. Nach Einflößen von Flie-
dertee erschien »reichlicher
Schweiss an der Stirn.« Wegen der
Rückenschmerzen wurde als
»Narcoticum« gekochtes Bilsen-
krautöl eingerieben. Nun waren
die Rückenschmerzen zwar weg,
aber der Patient erschien mit
einem Mal so, als hätte er einen
Schlaganfall erlitten – »was Herr

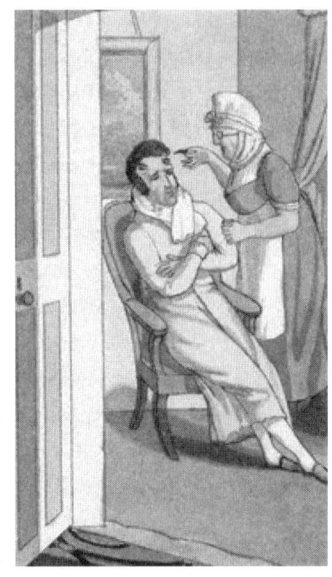

*Einem Patienten wird ein Blutegel
angesetzt. (Ausschnitt aus der
Zeichnung* Intrigue *von Daniel
Thomas Egerton, 1823)*

Prof. Fuchs schon warnend prophezeit hatte«. Hätte man nur
auf ihn gehört! Es half nichts mehr, es musste zur Ader gelassen
werden: »Sogleich wurden ihm zehn Unzen Blut entzogen, und
eine Menge Blutegel auf den sehr schmerzhaften Unterleib gesetzt«. Darauf besserten sich die Symptome, der Patient genas
allmählich, während er allerdings übermäßig schwitzte. Vier
Tage großer Lichtscheu folgten, ohne dass den Augen etwas
Krankhaftes anzusehen war. Schon wieder war der Stuhl ver-
stopft, »weshalb dem Kranken gelind eröffnende Mittel ge-
reicht werden mussten«. Die Nebenwirkungen des Aderlasses,
als da seien Verdrießlichkeit, Schwäche und Appetitlosigkeit,
hielten noch eine Zeitlang an. »Doch erfreute sich der Kranke

mit Allen, die ihn kannten, nach drei Wochen wieder seiner vollen Gesundheit.«[113] Schweich hat seine akribische und gewissenhafte Arbeit über die Influenza keinen Ruhm beschert. Einige Grippeforscher stoßen ab und an noch einmal auf sein Buch[114], aber sonst ist er vergessen. Ganz anders sein Widersacher Georg Friedrich Most, der trotz seiner lockeren Zitiertechnik Professor in Rostock wurde.

Most war in der Lage, eine zweibändige *Encyklopädie der gesammten medicinischen und chirurgischen Praxis, mit Einschluss der Geburtshülfe und der Augenheilkunde* (1834) und eine *Encyklopädie der gesammten Staatsarzneykunde* (1838–40) zu verfassen.[115] Wenn es um Biodynamismus und Naturheilkunde geht, wird er noch heute angeführt.[116]

Der bakteriologische Blickwinkel auf die Geschichte der Grippe war zu Beginn des 20. Jahrhunderts von großer Zuversicht geprägt; man wähnte sich in der Gewissheit, dieser und aller anderen Seuchen bald Herr werden zu können. Die Allgemeinheit störte sich nicht weiter an der Mahnung der Experten, nur dort von Influenza zu sprechen, wo man Haemophilus influenzae nachweisen könne, und bezeichnete ihre Erkältungskatarrhe unverdrossen als ›Grippe‹. Dies galt auch für den Sprachgebrauch in den USA, wo (bis 1918) völlig selbstverständlich ›Grippe‹ in einem Atemzug genannt wurde mit ›Influenza‹ – was nicht bedeuten musste, dass die Begriffe völlig identisch gebraucht wurden. So schrieb der Philosoph William James (1842–1910) am 20. Januar 1904 aus Newport an seinen Bruder, den Schriftsteller Henry James (1843–1916): »Ich bin vorgestern hierher gekommen, um zu sehen, ob ein Luftwechsel meine Influenzagrippe lindern könnte, die ich jetzt schon sechs Wochen mit mir herumschleppe, ich bin fast so schwach wie ein Kleinkind, so virulent ist sie.«[117]

Die Verniedlichung der Influenza überdauerte die Zeiten eher als die Furcht vor einem Wiederauftreten der Seuche als verheerende Pandemie. Die Moderne fand dabei auch in der norddeutschen Provinz schon früh terminologischen Widerhall. Im emsländischen Papenburg konnte man angesichts der Grippepandemie im Januar 1890 folgendes Spottgedicht lesen, das typisch war für die Wahrnehmung der Krankheit in der Bevölkerung bis zum Ende des Ersten Weltkriegs, die zwischen Bestürzung und Belustigung pendelte:

Die Modekrankheit
In Berlin, der Residenza,
Auch in Wien und in Florenza,
In Neapel, Piacenza
Ueberall herrscht Influenza.
Von Eydkuhnen bis Graudenza,
Treuenbrietzen und Koblenza,
Buxtehude, Pirmasensa,
Influenza, Influenza.
Sie beachtet keine Grenza,
Frägt auch gar nicht nach Consensa,
Wer begreift die Konsequenza?
»Schäm Dich, schäm Dich, Influenza.«
Kein Respekt vor Exzellenza,
(Was doch meist macht viel Sperranza)
In geheimste Konferenza
Schleicht sich ein die Influenza.
Rätselhafte Existenza!
Keine Spur von Idulgenza,
Auch im Punkt der Inderenza
Ist sie ohne Konkurrenza.
Im Theater – Cirkus Renza
Ueberhaupt wo viel Frequenza,
Selbst gerichtliche Sentenza
Stört die freche Influenza.

Fürcht't sich nicht vor Korpulenza,
Packt auch, wenn schon Insolvenza.
Ohne eine Referenza
Ist sie da – die Influenza.[118]

Die Grippe als gefährliche und pandemisch auftretende Seuche geriet ab 1891 abermals weitgehend in Vergessenheit. Schlagartig änderte sich das im Jahre 1918. Insbesondere ab dem Herbst 1918 versagten medizinische Theorie und gängige Erzählstrategien, wenn die Erzählung durch die Zensur nicht ganz unterbunden wurde. Zwar wurde gerade in der Medizin weiter viel Papier beschrieben. Aber eigentlich standen alle vor einem Rätsel mit gigantischen Ausmaßen. Konnten wenigstens die einstmaligen Hüter der Grippegeschichte, die Pathologen, der Seuche Geheimnisse entringen, die sonst verborgen blieben?

Die Lunge

Die Heidelberger Schule der pathologischen Anatomie stand im Jahre 1918 in voller Blüte. Ihre Bestimmung war es, über die Zellularpathologie Virchows hinauszugehen. Dies gab der aus einer alten Zürcher Ärztefamilie stammende Geheime Hofrat Prof. Dr. Paul Ernst (1859–1937) vor, der dem Institut seit 1907 vorstand. Die auf das Individuum zugeschnittene Betrachtungsweise sollte in der Pathologie maßgebend sein. Geistes- und Naturwissenschaften sollten sich ergänzen im Blick vom Speziellen zum Universellen.

Aber was Paul Ernst im Herbst 1918 begegnete, überraschte ihn. Das war neu und unerwartet. Ernst ging es dabei so wie der gesamten westlichen Medizin: Man konnte sich kein klares Bild machen. Heillose Verwirrung herrschte vor allem angesichts der Frage, ob denn nun ›Bacillus influenzae‹ der Grippeerreger sei oder nicht. Das internationale Schrifttum jener Zeit war sich in diesem Punkt einig: So konnte sich ein US-amerikanischer Fachmann nicht vorstellen, dass es derselbe Keim wie bei anderen Epidemien sein könne, die Seuche sei schließlich ganz anders geartet.[119] In Korea hegten zwei Experten denselben Zweifel.[120] In Chicago hingegen konnten zwei Mikrobiologen stets Pfeiffer-Bazillen nachweisen.[121] Zwei andere Bakteriologen in London stießen ebenfalls fast immer auf den ›Bacillus influenzae‹, sodass der Keim, so ihre Schlussfolgerung, wohl

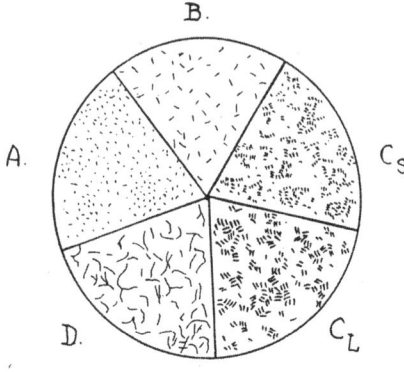

A. B. C$_S$ C$_L$ D.

Visualisierung verschiedener Pfeiffer-Bazillen in einer Darstellung nach Jordan und Reith von 1924

irgendeine Rolle spielen müsse, wenn er auch nicht unbedingt die Ursache war.[122]

Die einschlägige Literatur ist kaum zu überblicken. Desgleichen wurde sehr viel über ›Viren‹ geschrieben – allerdings waren damit noch keine Viren im heutigen, molekularen Sinn gemeint, sondern mikrobielle Viren, das heißt Stoffe, die bakteriologisch als verursachend gelten können. Man wusste schon, dass es etwas Kleineres geben müsse, was als Keim eine Rolle spielt. Deshalb wurden Versuche mit Porzellanfiltern angestellt und sogenannte ›filtrierbare‹ Viren gesucht. Viele Entdeckungen solcher ›Viren‹ entzückten die Fachwelt, allen voran diejenige von Charles Nicolle und Charles Lebailly vom Pariser Institut Pasteur über das ›Grippevirus‹ in Tunis.[123] Anfangen konnte man aber mit solchen Resultaten damals praktisch nichts. Pfeiffer selbst hatte einige theoretische Änderungen in Kauf genommen, sich aber ansonsten von seiner These nicht distanziert, dass Grippe durch die Pfeiffer-Bazillen hervorgerufen wird. Institutionell hat er sich damit zumindest im Deutschen Reich durchgesetzt.[124]

Allerdings half diese Lehrmeinung Paul Ernst nicht weiter. Ohnehin hatte er für allgemeine Überlegungen wenig Zeit, denn Tag für Tag wurden der Heidelberger Pathologie immer neue Grippetote übergeben.

Am 20. Oktober 1918 war es der zehnjährige Willy B. aus Eppelheim, der – wegen eines Unterschenkelbruchs in der Universitätsklinik aufgenommen – mehr als fünf Tage lang an

»Grippe beidseitiger Pneumonie Hämorrhagischer Bronchitis«
litt und am 18. Oktober gestorben war. Ernst fand Mengen von
Blut und Eiter in den Lungen des Arbeiterkindes. Dem 19-jäh-
rigen Heidelberger Dienstmädchen Rosa G. hatte die teilweise
Entfernung zweier Rippen und die Ableitung von Eiter aus dem
Rippenfellspalt nicht mehr geholfen. Am 13. Oktober erkrankt,
starb sie am 21. Oktober um 10 Uhr 30 abends. Die achtjährige
Dora H. aus Mannheim-Feudenheim stellte Ernst im studen-
tischen Sektionskurs vor. Sie war nach sechs Tagen Fieber und
Husten in die Kinderklinik aufgenommen worden. Die Chirurgen schnitten ihr wegen eines »Pleuraempyem[s]« die neunte
linke Rippe heraus, um den Eiter ablassen zu können. Geholfen
hat es nicht, Dora starb vier Tage später, am 2. November, kurz
vor Mittag. Im Eiter hatte die Mikrobiologie keine Pfeiffer-
schen Bazillen gefunden, sondern Streptokokken.[125]

Was hatte den Tod der Menschen verursacht, die an der
Grippe starben? In den meisten Fällen handelte es sich um eine
sogenannte ›Komplikation‹ der Grippe, die sich als eine Affektion der tieferen Luftwege anzeigte. Wenn es nicht (allein) eine
ein- oder beidseitige Lungenentzündung war, so handelte es
sich zum Beispiel um Luftröhrenentzündungen, Entzündungen
der Bronchien beziehungsweise der kleinsten Luftwege. Der
Zerfall von Gewebe und Bakterien ließ Eiter in großer Menge
entstehen, der nach außen, in den Rippenfellspalt (Pleura) ein-
drang, sodass Empyeme entstanden. An den Schleimhäuten fiel
ihre flammende Röte auf.

Der Verfallsprozess schritt häufig rasend schnell voran.
Friede B., 21 Jahre alt, hatte am 26. September »Kopfweh und
Fieber«. Quälender Husten kam schnell hinzu. Am 30. September war sie tot. Länger lag der Arbeiter Valentin B. mit Grippe
darnieder; nach acht Tagen starb er an beidseitiger Influenzapneumonie. Auch Milz, Leber und Nieren waren trübe oder
blutig angeschwollen.[126]

Kinder kamen tot zur Welt, sie starben, während die Mütter noch grippekrank im Bett lagen; Mütter starben kurz nach der Geburt. Schon überstanden geglaubte Erkrankungen traten erneut auf, dem Tod war nicht zu entrinnen. Bei Mitbeteiligung des Kehlkopfes führten die Chirurgen mitunter Metallröhren nach Luftröhrenschnitt ein, um eine Entlastung zu bewirken; meistens half das jedoch nicht.[127] Eine typische Krankengeschichte konnte so lauten wie die des 47-jährigen Heidelberger Tagelöhners Peter R.: »Seit 16. X. mit Husten u. Fieber erkrankt. 21. X. in sehr schwerem Zustand eingeliefert. Pneumonie der ganzen rechten Lunge. Knisterrasseln über d. lk. Unterlappen. Starke Dyspnoe [Luftnot] und Cyanose [Blaufärbung]. Schlechter Puls. Exitus 22. 10. 12 h 30'.« In solchen Fällen wurde oft ganz auf die Sektion verzichtet, die Diagnose ›Influenzapneumonie‹ stand unzweifelhaft fest.[128]

Die Kranken starben bei vollem Verstand oder im Fieberdelir. Die Dramatik, die sich auf der ganzen Welt glich, fand Eingang in die Lehrbücher. Ein bekannter Grippespezialist sprach 1921 von ›galoppierender Influenza‹, unter deren Blut- und Wasseransammlungen in der Lunge »die Kranken gleichsam innerlich ertrinken«.[129] Andere wiesen darauf hin, dass es durch die Freisetzung von Bakteriengiften, den Toxinen, zur »inneren und äußeren« Erstickung der Menschen kam.[130] Wurde auch dann und wann bei zugeschwollenem Hals ein Luftröhrenschnitt vorgenommen, so existierte doch keine Möglichkeit der (künstlichen) Beatmung – Intensivmedizin gab es noch nicht. Vereinzelt kamen Fachleute immerhin auf den Gedanken, dass Sauerstoff als Therapeutikum von Belang sein könnte. So empfahl ein Schweizer Arzt, dem »Lufthunger« der Patienten durch »häufige Erneuerung der Zimmerluft« sowie durch »Einatmenlassen von Sauerstoff« beizukommen.[131] In Großbritannien hatte einer der Erfinder der Gasmaske, der schottische Atemphysiologe John Scott Haldane (1860–1936), zuvor schon die therapeutische

Gabe von Sauerstoff gepriesen, um gegebenenfalls einen pathologisch verminderten Druck von Sauerstoff im Blut zu unterbinden.[132] Sein *apparatus*, ein modifiziertes Atemschutzgerät aus dem Bergbau[133], das sonst bei Kampfgasvergifteten Anwendung fand, wurde offensichtlich da und dort im Lande benutzt, um den Grippepatienten durch eine Maske kontinuierlich Sauerstoff zuzuführen, aber auch dieses Mittel brachte keinen durchschlagenden Erfolg.[134] Immerhin war die Sauerstofftherapie in Großbritannien so populär, dass einfaches Atemtraining in einem gängigen Frauenmagazin empfohlen werden konnte. Auch dort wurden allerdings Zweifel an der Maßnahme nicht verhehlt: »Diese Atemübungen hören sich so simpel an, dass man kaum glauben kann, dass das irgendetwas nützt.«[135] Der Zweifel war berechtigt. Letztlich stimmte nur die Richtung, tiefes Ein- und Ausatmen allein wird nichts bewirkt haben. Im Deutschen Reich spielte die Sauerstoffgabe bei Grippe so gut wie gar keine Rolle – obwohl hier die inhalative Sauerstofftherapie bereits seit 1902 bekannt war.[136]

Überall, wo die Spanische Grippe auftrat, waren die Menschen erschrocken angesichts der tiefblauen bis schwarzen Leichname, die immer wieder an die Lungenpest gemahnten, ohne dass sich der Verdacht irgendwo bestätigt hätte.[137] Die tiefblaue Verfärbung von Haut und Schleimhaut, die Zyanose, stach besonders ins Auge. In Großbritannien sprach man deshalb, wenn sich der nahende Tod ankündigte, von der *heliotrope cyanosis*.[138] Die Kranken wurden immer blauer und rangen nach Luft. Sie erstickten, wenn sie denn eines Arztes überhaupt habhaft werden konnten, vor den Augen der ratlosen Behandelnden. Zumeist konzentrierten sich die Mediziner auf das Herz, unterlagen dabei jedoch dem Irrtum, dass der finale Herzstillstand durch etwas anderes als ausreichende Atmung behoben werden könnte. Aber man wusste sich nicht anders zu helfen und gab herzstärkende Mittel, um das Symptom zu kurieren – es war nutzlos.

39

Auch die Krankengeschichten, die die Heidelberger Kliniker zu Papier gebracht haben, dokumentieren diese Praxis. So konnten Professor Ernst und seine Ärzte immer wieder lesen: »Benommen cyanotisch, fast pulslos eingeliefert.« Oder: »Tiefe Cyanose. Auf Strophantin nur flüchtige Besserung des Kreislaufes.« Oder: »Trotz Venaesectio. Strophantin. Eine Viertelstunde nach der Einlieferung Exitus.« Oder: »Erholte sich trotz Kampfer, Coffein, Strophantin nicht.«[139]

Die Sache wurde nicht transparenter dadurch, dass viele Patienten eine alte oder frische Tuberkulose insbesondere der Lunge aufwiesen. Die Heidelberger Pathologen bekamen darin reichlich Anschauungsmaterial, als sie die Organe der Verstorbenen untersuchten. Über das Kind Elise W. aus Wieblingen wurde nach ihrem Ableben zu Protokoll gegeben:

»Ausgedehnte Pneumonie im lk. U. L. [linken Lungen-Unterlappen, W. W.] mit teilweiser Abscedierung [...]. Käsige Wirbeltbc. Am 12. Brustwirbel mit Gibbusbildung. Alte und frisch aufflackernde Bronchial- und Mediastinaldrüsentbc [...] Alter Primärherd im r. O. L. Miliare Tuberkel in der Niere (frisch) in der Milz (alt). Ein einzelner in der Leber.«[140] Der 25-jährige Kaufmann Julius K. hatte eine doppelseitige Lungentuberkulose und eine Kehlkopftuberkulose; seit 1916 war er krank, der Kehlkopf war schon bestrahlt worden. Die Grippe gab ihm den Rest. Bei der 18-jährigen Arbeiterin Gertrud R., die der Influenza zum Opfer fiel, ergab sich der Zufallsbefund einer »Verkalkte[n] Bronchialdrüse rechts.« Von Max R., 20 Jahre alt, wusste man nicht so recht, ob er, wie es hieß, seit Jahren »lungenkrank« war. Die Obduktion des Grippetoten bestätigte den Verdacht: »Käsig knotig indurierte Spitzentbc. lks.« Der 31-jährige Tagelöhner Franz F., der gar nicht erst obduziert wurde, war vor seinem Tod durch Influenzapneumonie zweimal in einer Lungenheilstätte gewesen. Der 23-jährige Medizinstudent Kurt E. hatte nicht nur eine doppelseitige

Lungenentzündung, sondern auch eine alte Tuberkulose beider Lungenspitzen.[141]

Ernst arbeitete ab, was abzuarbeiten war. Einzelne Tote stellte er den Heidelberger Medizinstudenten vor – oder sie mussten sie ihm vorstellen, im Examen. So am 8. Februar 1919, als bei der 30-jährigen Anna L. wiederum nicht nur eine Lungenentzündung durch Grippe, sondern auch eine beidseitige verkalkte Spitzentuberkulose und eine Miliartuberkulose in beiden Oberlappen festgestellt wurde. Auch Anna L. war – im Jahre 1911 – in einer Lungenheilstätte gewesen.[142]

Schriftliche Abhandlungen etwa über den Zusammenhang von Grippe und Tuberkulose hat Ernst nicht verfasst. Vielmehr konzentrierte er sich auf seinen Arbeitsschwerpunkt, die Pathologie des Nervensystems. Die Grippe war für ihn kein Thema. Im Sommer 1920 hatte sich die Angelegenheit für ihn im Wesentlichen erledigt. Dafür haben sich andere mit der Tuberkulosefrage auseinandergesetzt. Das Verhältnis der *chronischen* Lungenkrankheit schlechthin zur so überraschend bösartigen und vielgestaltigen *akuten* Influenza wurde sehr unterschiedlich gedeutet. Dabei spielte die Frage, ob es sich um eine alte oder neue Tuberkulose handelte, ebenso eine Rolle wie die Frage, in welchem Stadium der gängigen Klassifikationen sich die Tuberkulose des jeweiligen Betroffenen befand. Die Schlussfolgerungen wichen stark voneinander ab.[143]

Hier nur ein Ausschnitt: Aus dem Mannheimer städtischen Spital für Lungenkranke wurde vermeldet, dass der Zusammenhang »von Grippe und Tuberkulose ein relativ loser zu sein« scheine.[144] In der aargauischen Heilstätte Barmelweid lautete das Fazit der Untersuchungen: »Der *Verlauf* der *Influenza* bei Leichttuberkulösen entspricht demjenigen bei Nichttuberkulösen. Bei vorgeschrittener Tuberkulose verläuft die Grippe oft bösartiger.«[145] In der medizinischen Universitätspoliklinik Rostock neigte man dazu, den Einfluss der Grippeepidemie auf bereits bestehende Lungentuberkulosen nicht »allzuhoch zu veranschlagen«[146], während in der medizinischen Universitätsklinik in Rostock die Auffassung zu Papier gebracht wurde, der Einfluss der Grippe auf die Tuberkulosemortalität und den Verlauf der dadurch ausgelösten Tuberkuloseformen könne »ein sehr schwerer sein«.[147] Das Ergebnis einer Untersuchung aus dem schwedischen Lund stützte diese Auffassung und gipfelte in der Aussage, »dass die epidemische Influenza in einer nicht unbeträchtlichen Ausdehnung eine Lungentuberkulose von im allgemeinen bösartigem Charakter auslöst«.[148]

Letztlich schlug das Pendel in dieser Frage Jahrzehnte später zugunsten der These aus, dass die Spanische Grippe ruhende Tuberkulose-Infekte zu reaktivieren vermochte.[149] Mit einigem Recht kann man davon ausgehen, dass die besonders bösartige Grippe der Jahre 1918–1920 nicht nur die Komplikation der hinzugekommenen Lungenentzündung zur Folge hatte, sondern auch diejenige der wiederaufgeflammten Tuberkulose. Schon damals wurde in der Epidemiologie behauptet, dass die Zahl der Tuberkulosetoten nach dem Abflauen der Spanischen Grippe für einige Jahre fallen werde, weil viele Tuberkulöse durch Influenza beschleunigt zu Tode gekommen seien.[150] In einem Forschungsprojekt der späten 1990er-Jahre ist ausgehend von statistischem Material aus den USA die These aufgestellt worden, dass die Spanische Grippe langfristige Effekte insbesondere auf die Tuberkulosesterblichkeit hatte, weil für beide Krankheiten empfängliche Personen in der Zeit von 1918 bis 1920 starben, und dies galt insbesondere für Männer.[151]

Im Einzelnen betrachtet gab es Grenzfälle. Man kann sie nicht (mehr) abschließend beurteilen, aber doch erörtern. Der Sozialwissenschaftler Max Weber, 1864 geboren, hatte 1919 Heidelberg verlassen, wo er ein Mittelpunkt des intellektuellen Lebens gewesen war, und einen renommierten Lehrstuhl für Nationalökonomie in München angenommen. Am 4. Juni 1920 meldete er sich krank, offizielle Begründung: Erkältung. Die ›Erkältung‹ entpuppte sich als Grippe, die die typische Komplikation der Lungenentzündung zur Folge hatte. Vom behandelnden Arzt sind die Worte überliefert, »ihm sei niemand an der Grippe gestorben und auch eine Grippe-Lungenentzündung sei zu retten.« Sofern es sich dabei nicht um eine Legende handelt, ist diese Aussage allerdings als vollkommen abwegig zu qualifizieren. Max' Bruder Alfred Weber (1868–1958), der Nationalökonomie in Heidelberg lehrte, tröstete noch dessen Freundin Else Jaffé mit den nicht wirklich klügeren Worten: »Wir Webers werden nicht leicht an *so* etwas krank. Unsre schwache Stelle sind unsre Nerven – aber der ›physiologische Corpus‹ – der ist bei uns allen hieb- und stichfest.« Schließlich ging alles ganz schnell, am 14. Juni 1920 starb Max Weber an einer Influenzapneumonie.[152]

Die Frage, ob es sich dabei um einen Fall von *Spanischer* Grippe gehandelt hat, ist so leicht nicht zu beantworten. Im Sommer 1920 gab es im Deutschen Reich keine Spanische Grippe mehr. Sollte Weber also nicht schon zu Beginn des Jahres den Keim in sich getragen haben, dürfte er an einer Grippe gestorben sein, die nicht mehr vom pandemischen Typ gewesen ist.

Wie weit der Arm der Seuche von 1918 bis 1920 reichen konnte, diese Frage stellt sich auch angesichts der Krankengeschichte eines Beamten einer Prager Versicherungsgesellschaft, der – anders als Max und Alfred Weber – zu Lebzeiten weitgehend unbekannt war: Franz Kafka. Um sie zu umreißen, muss man etwas weiter ausholen.

Kafka, der 1906 vom damals noch in der böhmischen Hauptstadt lehrenden Alfred Weber zum Doktor der Rechte promoviert worden war, hielt zeitlebens nicht sonderlich viel von Ärzten – so sie nicht einem bestimmten landärztlichen Typus entsprachen. Am 5. März 1912 charakterisierte er sie in seinem Tagebuch verärgert so: »Geschäftlich entschlossen und in der

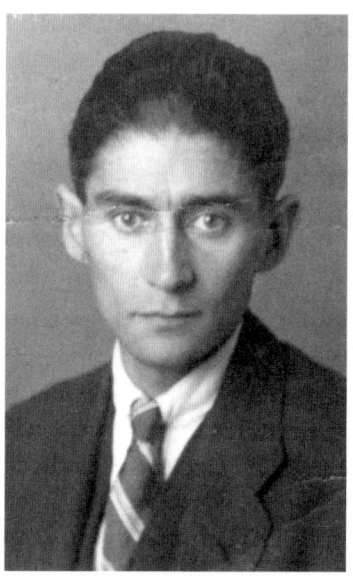

Franz Kafka. Das sogenannte Berliner Portrait. Aufnahme aus dem Kaufhaus Wertheim (Oktober 1923)

Heilung so unwissend, dass sie, wenn jene geschäftliche Entschlossenheit sie verließe, wie Schuljungen vor den Krankenbetten stünden.«[153] Wie viele andere um die Jahrhundertwende war Kafka schon früh begeistert von der naturheilkundlichen Bewegung. Bereits als Zwanzigjähriger unternahm er 1903 seine erste Kur in einer »Naturheilanstalt«.[154] Zu einem Ritual wurde es ihm, täglich frühmorgens zehn Minuten nackt bei offenem Fenster zu turnen.[155]

Ungeachtet der möglichen Interpretationen im Einzelnen ist der eigene metaphorische Umgang mit Krankheit und Gesundheit aufs Engste mit dem Werk Kafkas verwoben. So spiegeln sich darin Konflikte wider, etwa wenn Kafka von seiner Mutter im Jahre 1911 einmal bei einem Frühstück gemahnt wurde, er solle sich der Tatsache nicht verschließen, dass er eigentlich ein gesunder junger Mann sei, der – wenn er sich nur auf Heirat und Kinderzeugung verlegen wollte – der Einbildung, krank zu sein, entsagen könne. Dann »würde auch das Interesse an der Literatur auf jenes Maß zurückgehn, das vielleicht den Gebildeten nötig ist.«[156] Er selbst – 1,81 Meter groß, um die 60 Kilo schwer – empfand gleichzeitig seinen mageren Körper, von Schlaflosigkeit und Kopfschmerzen geplagt, als »Haupthindernis« jeglichen persönlichen Fortschritts im bürgerlichen Leben: »Mit einem solchen Körper lässt sich nichts erreichen.«[157] Er *konnte* das, was er zutiefst ablehnte, nicht leben. Ausdruck dessen war Krankheit.

Als sein langjähriger Freund Max Brod Franz Kafka kennenlernte, hielt er ihn für einen gesunden jungen Mann, still, verschlossen, aber nicht verschroben oder kränkelnd. Er nahm früh wahr, dass sein Freund allen Schädigungen seiner Gesundheit gegenüber sehr empfindlich war. So quälte ihn jede Verstopfung oder Schuppenbildung. Er war äußerst lärmempfindlich. Kafkas Kämpfe mit sich und seinem Leben sind vielfältig belegt; gleichwohl konstatierte Brod, dass es mit Kafkas »Traurigkeit« eine eigene Bewandtnis habe: »In vielen Briefen ist sie überhaupt nicht spürbar, – vor allem in vielen von denen nicht, die vor seiner manifesten Erkrankung liegen.«[158]

Welchen Stellenwert die chronischen Kopfschmerzen und gelegentlichen »Erkältungen«[159] (so im September 1907) haben und ob beziehungsweise inwieweit sie mit einem darüber hinausgehenden Krankheitsgeschehen in Verbindung zu bringen sind, entzieht sich der eindeutigen Bestimmung. Hinlänglich bekannt ist, dass Kafka die Bürotätigkeit in zunehmendem Maße als lästig und einengend empfand; sie hielt ihn von seiner als solche wahrgenommenen Lebensbestimmung des kreativen Schreibens ab.

Eher noch schlimmer als das Büro war für ihn jedoch die Fabrik, die die Familie Kafka seit 1911 betrieb: die Prager Asbestwerke Hermann & Co., deren Geschäfte der Schwager Karl Hermann wahrnahm.[160] Bürokrat und Fabrikant, eine für Kafka unerträgliche Melange. Die Familie drängte ihn nicht nur zur Teilhaberschaft, sondern auch dazu, neben der Bürotätigkeit bei der Versicherung zusätzlich in der (schließlich im Juli 1918 geschlossenen) Fabrik tätig zu sein. Der Druck verstärkte sich noch ab August 1914, als der Schwager einberufen wurde. Diesem Auftrag versuchte sich Kafka, dem die Fabrik ausgesprochene Qualen bereitete[161], zu entziehen, indem er Unpässlichkeiten auslebte[162] oder – insofern das nicht mehr verfing – mit Selbstmord drohte (im Oktober 1912).[163]

Hatte der Umgang mit Asbest als solchem gesundheitliche Folgen für Kafka? Könnte es sein, dass der Druck der Familie schließlich in einer ironischen Wendung auch ganz direkt zu Kafkas vorzeitigem Ableben führte? Mit was für Asbest hatte man es zu tun? *Aeternus*, ewig, unvergänglich sollte der neue Baustoff sein, der aus Asbest gefertigt wurde und 1899 in Wien beziehungsweise 1900 in Berlin patentiert worden ist: Eternit. Mit ›Eternit‹ gelang der Asbestfaser der industrielle Durchbruch. Ludwig Hatschek (1856–1914) aus Vöcklabrunn in Oberösterreich hatte mit dem Nassmaschinenverfahren für Asbestzementplatten »die Grundlage geschaffen für die Verwendung von Asbest als Baustoff.«[164] Nach der Asbestwarenfabrik Hatschek in Vöcklabrunn entstanden 1903 weitere Fabriken in Frankreich, Ungarn, Böhmen und Mähren.[165] Von der krebserzeugenden Wirkung der Asbestfaser wusste damals noch niemand. Die chronische Entzündung des Lungengewebes durch Asbeststaub, die Asbestose, setzte eine mehrjährige Belastung voraus. Tuberkulosen traten typischerweise eher in Kombination mit anderen Lungenstauberkrankungen (Silikosen) auf; für Asbest hatten sie Seltenheitswert.[166] Dass Kafkas spätere Tuberkulose durch die Asbeststäube in der Prager Fabrik befördert sein worden könnte, ist auch wegen der wenigen Jahre sporadischen Kontakts unwahrscheinlich – er wird häufiger im Büro der Fabrik gearbeitet haben als in der Fabrik selbst[167], die sich zudem in einer anderen Straße befand.[168]

Das Jahr 1912, das als Lebenswende Kafkas gilt, ging ebenso sehr mit der neuen Erfahrung einer existentiellen Angst einher wie mit Phasen ekstatischer Produktivität.[169]

Das ärztliche Attest, das er sich im Juni 1912 ausstellen ließ, um zusätzlichen Krankenurlaub zu erlangen, unterschied sich inhaltlich nicht wesentlich von jenem, das derselbe Arzt im

August 1909 zum selben Zweck ausgestellt hatte: Es war von Unpässlichkeit und Nervosität die Rede, die Urlaub notwendig machen würden.[170]

Im Jahr 1915 wurde Kafka gemustert und für militärtauglich befunden, jedoch auf Antrag seines Arbeitgebers vom Landsturmdienst befreit.[171] Im April des darauffolgenden Jahres attestierte ein Neurologe dem Dichter, dass er an einer Herzneurose leide; die vorgeschlagene Behandlung lehnte Kafka ab. Im August 1916 fasste Kafka mehr Vertrauen in den eigenen Gesundheitszustand[172], nachdem es ein anderer Arzt ausnahmsweise vermocht hatte, beruhigend auf ihn einzuwirken. Die Diagnose lautete wiederum Nervosität.[173]

Ob nun in dieser Zeit die Tuberkulose schon in Kafka schlummerte und infolgedessen die Ärzte den Ernst der Lage vollkommen verkannten, lässt sich nicht sagen. Eindeutig ist nur, dass die Tuberkulose im Jahr 1917 zum Ausbruch kam. Um vier Uhr in der Nacht des 10. auf den 11. August erlitt Kafka einen sogenannten Lungenblutsturz (Pneumorrhagie).[174] Der behandelnde Arzt sprach allgemein von einem Bronchialkatarrh und leugnete zunächst die naheliegende Diagnose Tuberkulose. Der Begriff »Lungenspitzenkatarrh«[175] verleitete Kafka zu der bekannten bissigen Bemerkung: »das ist das Wort, so wie man jemandem Ferkelchen sagt, wenn man Sau meint.«[176]

Die Sau jedoch, die nun durch Kafkas Leben lief, veranlasste ihn dazu, das zu tun, was er im Prinzip stets getan hatte: Er deutete die Krankheit als »geistige Krankheit« – Tuberkulose als verlorenen Lebenskampf, als psychisch verursacht.[177] So ergab die Krankheit Sinn als etwas, das man akzeptieren kann, ohne zwangsläufig die finale Konsequenz vor Augen zu haben. Drei Jahre später schrieb Kafka an Milena Jesenská, dass das Gehirn die ihm auferlegten Sorgen und Schmerzen nicht mehr hätte ertragen können: »Da meldete sich die Lunge, viel zu verlieren hatte sie ja wohl nicht. Diese Verhandlungen zwischen

Gehirn und Lunge, die ohne mein Wissen vor sich gingen, mögen schrecklich gewesen sein.«[178] Milena Jesenská hat diese Interpretation in ihrem Nachruf auf Kafka im Jahre 1924 so umschrieben: »er litt an einer Lungenkrankheit und war schon jahrelang in Behandlung, doch nährte er das Leiden bewußt und hat es gedanklich unterstützt.« Ihre weiteren Ausführungen bekräftigen außerdem eine romantisierende Betrachtung der Lungenseuche, wenn es heißt: »Sie verlieh ihm eine Feinsinnigkeit, eine mehr als rätselhafte, intellektuelle und schauderhaft kompromißlose Ästhetik; seine ganze intellektuelle Lebensangst bürdete er noch seiner Krankheit auf.«[179]

Als ›Tuberkulosekranker‹ diagnostiziert, sah sich Kafka 1917 moralisch berechtigt, die Pensionierung zu erlangen. Nachdem sich dem »Kopf«, der ihm jahrelang zugesetzt hatte, nun die kranke »Lunge« hinzugesellt hatte, wollte er die verhasste gewerbsmäßig Arbeit endgültig abschütteln. Erfolg hatte er mit seinem Ansinnen erst 1922.[180]

Als die Diagnose feststand, lehnte er den Aufenthalt in einer Lungenheilstätte noch ab. Stattdessen begab er sich aufs Land, nach Zürau, zu seiner Lieblingsschwester Ottla, wo sich sein Zustand stabilisierte.[181]

Im Mai 1918 nahm er seine Tätigkeit in der Arbeiter-Unfall-Versicherungs-Anstalt in Prag wieder auf. Die Episode der Spanischen Grippe, die im Herbst auch Kafka befällt, erscheint wie beiläufig: Sie bot dem Lungenkranken nichts Neues. Am 14. Oktober erkrankte Kafka erstmals an der Spanischen Grippe. Sie bescherte auch ihm eine Lungenentzündung. Dr. Heinrich Král aus Prag bescheinigte Kafka am 20. November: »Durch diese Erkrankung ist dessen Lungenspitzenkatarrh, der infolge der vorjährigen Cur außerordentlich günstig verlief, neuerlich aufgetreten.« Vom 23. bis 29. November 1918 kommt es zum Rezidiv der Grippe.[182] Am 25. November 1918 schrieb Kafka an seinen Vorgesetzten bei der Arbeiter-Unfall-Versicherung: »Über meinen Lungenzustand konnte ich mich bis vor 5 Wochen nicht beklagen; mein jetziger Arzt, der von meinem alten Katarrh nichts wusste, hat in den ersten zwei Tagen meiner Grippeerkrankung trotz genauer Untersuchungen nicht einmal etwas an der Lunge gefunden; erst am dritten Tag zeigten sich unter dem Einfluß der Krankheit wieder die alten Erscheinungen. So bin ich wieder stark zurückgeworfen, habe zeitweilig kurzen schweren Atem, schwächenden Nachtschweiß u.s.w.« Am 8. Januar 1919 stellte Dr. Josef Popper in einem ärztlichen Zeugnis über Kafkas Gesundheitszustand fest: »Herr Dr. Kafka machte im Jahre 1917 eine Affektion der Lungenspitzen durch, die sich nach einer schweren mit Lungenentzündung verbundenen Grippe wieder erneuerte, die der genannte Herr im Oktober-November 1918 durchmachte.« Ab jetzt war die Tuberkulose nicht mehr aufzuhalten. Am 25. Februar 1920 beurteilte Dr. Odolen Kodym aus Prag Kafkas Zustand kurz und knapp so: »Herr JUDr. Fr. Kafka weist Anzeichen einer fortgeschrittenen Lungeninfiltration auf. Er ist ziemlich angegriffen, abgemagert.« Der Verfallsprozess dauerte Jahre. Am 1. Februar 1922 notierte Kafka in sein Tagebuch: »Mit primitivem Blick gesehen, ist die eigentliche, unwidersprechliche, durch nichts außerhalb (Märtyrertum, Opferung für einen Menschen) gestörte Wahrheit nur der körperliche Schmerz. Merkwürdig, dass nicht der Gott des Schmerzes der Hauptgott der ersten Religionen war (sondern vielleicht erst der späteren). Jedem Kranken sein Hausgott, dem Lungenkranken der Gott des Erstickens. Wie kann man sein Herankommen ertragen, wenn man nicht an ihm Anteil hat noch vor der schrecklichen Vereinigung?«[183] Am 3. Juni 1924 starb Kafka, nachdem nur noch hochdosierte Opiatgaben die Schmerzen erträglich gemacht hatten, die durch die fortgeschrittene Kehlkopftuberkulose bedingt waren; diese war als Komplikation aus der Lungentuberkulose hervorgegangen.[184] Als Todesursache wurde auch bei Kafka nicht Lungenversagen notiert, sondern »Herzlähmung«.

Kurz zuvor hatte es noch so ausgesehen, als ob ihm der Ausbruch aus den Zwängen des Lebens in Prag gelungen wäre. Vom 24. September 1923 bis zum 17. März 1924 lebte er in Berlin, das ihm schon jahrelang als angestrebtes Ziel seiner Selbstverwirklichung gegolten hatte. Er lebte erstmals mit einer Frau in Lebensgemeinschaft zusammen, und es schien, als hätte er insbesondere nach den unendlichen Mühen der Hochzeitsvorbereitungen mit Felice Bauer (1887–1960) aus Berlin, deren bürgerliche Lebensvorstellungen er nicht hatte ertragen können, mit der polnischstämmigen Jüdin Dora Diamant (1898–1952) so etwas wie die Frau fürs Leben gefunden. Kafka wollte leben und hatte sich nicht aufgegeben; erst die Rückkehr nach Prag bedeutete für ihn die endgültige Niederlage.[185]

Wie könnte das Fazit lauten? Vielleicht so: Kafkas Deutungen seiner gesundheitlichen Zustände gehorchten zwei Leitmotiven. Zum einen war es die Adaptation von Naturheilkunde als gedachter Alternative zur Schulmedizin. Darin spiegelte sich der Stadt-Land-Gegensatz als Thema wider, das zeitgenössisch Konjunktur hatte. Zum anderen hatte sich Kafka konstitutionsmedizinische Grundannahmen zu eigen gemacht, vor allem diejenige, dass mangelnde körperliche Robustheit als Schwäche im Sinne eines Stigmas oder Menetekels anzusehen war.

Die Zeit vor 1917 entsprach bei Kafka noch eher einem neurasthenischen Deutungsmuster, das traditionell bürgerlich genannt werden könnte. Chronische Kopfschmerzen und Schlaflosigkeit dominierten das Bild. Das passte zur Vorstellung des nervösen Zeitalters im Fin de siècle, die vorrangig an die Stadt als Lebensraum geknüpft wurde, sodass der naturheilkundliche Ruf aufs Land als folgerichtige Konsequenz gelten konnte. Das Jahr 1917 – nicht 1918 – markierte für Kafka den entscheidenden Einschnitt in seinem Leben: der bildhafte »Blutsturz« als Signal! Das Epizentrum der Krankheit verlagerte sich jetzt vom »Kopf« zur »Lunge«. Der Kopf konnte – mehr schlecht als recht – widerstehen, die Lunge war dazu nicht mehr in der Lage. Die Kopfschmerzen waren damit gleichzeitig verschwunden.[186] Schwäche als Menetekel realisierte sich jetzt individuell – in einer Familie, die sonst keine Tuberkulose kannte.

Wieweit die Spanische Grippe die Determinante gewesen ist, die der ruhenden Tuberkulose die tödliche Wendung gab, darüber ist kein abschließendes Urteil möglich. Kafka selbst hätte darüber auch kein Urteil erwartet. So sehr war er Kind seiner Zeit – trotz aller fast schon außergesellschaftlichen Radikalität im Schreiben (als Lebensform) –, dass er den Sinn seines bedrohlichen körperlichen Leidens strikt am etablierten Tuberkulosediskurs festmachte. Die Grippe wurde als Episode zur Kenntnis genommen. Ihr wurde als Faktor, der auf die eigentliche Lungenkrankheit einwirkte, kurzzeitig ein gewisser Einfluss zugestanden. Interpretatorisch war die Spanische Grippe aber für Kafka ebenso bedeutungslos wie für seine Zeitgenossen. Die Nachkriegsseuche hatte niemand im Bewusstsein. Je mehr heute mit Kafka oder über Kafka die Tuberkulose als schicksalhafter Prozess ausgedeutet wird, desto nachhaltiger kann das Bild eines Menschen zementiert werden, der – vermeintlich schwächlich und überempfindlich von Geburt an – dem Siechtum des Schwindsüchtigen geradezu anheimfallen musste. Was ist dagegen schon eine Grippe?

Der Kopf

Ich irre durch die Nacht
Heimatlos
Riesengroß
wird mein Leid
in der Dunkelheit.

Stürme peitschen das Laub
Wolkenfetzen
jagen – hetzen
durch die Nacht
und der Uhu lacht.

Meine Seele wimmert
todesbang
Sterbesang
Läutet mir im Ohr
Der Gestorbenen Chor.

Meine Augen suchen
Morgenrot
kalt und tot
ist's um mich
so bleibt's ewiglich.[187]

Nichts ist von der Autorin dieses expressionistischen Gedichtes bekannt, außer dass sie 1926, als sie es verfasste, 25 Jahre alt war, an der Encephalitis lethargica litt, die schon vor 1930 zu ihrem vorzeitigen Tod führte – und dass sie zeitweise in der Universitäts-Nervenklinik Berlin behandelt wurde. Die Ängste und Nöte der Enzephalitis-Patienten, ihr Leid war schwer zu ermessen und ist kaum überliefert. Der Orientierung im Leben verlustig gegangen, umnachtet, wie von einem Schleier umgeben, auf den Tod wartend, der schon so viele dahingerafft hatte – es ist, als habe die Patientin, fast schon tot, gerade noch die Kraft für dieses Gedicht aufgebracht. Von den meisten anderen ist gar nichts bekannt.

Was war das für eine Entzündung des Gehirns (Enzephalitis), die die Menschen wie schlafend erscheinen ließ? Was hatte sie mit der Spanischen Grippe zu tun? Auffallend ist, dass sie im Wesentlichen seit der dritten Welle der Grippepandemie in Erscheinung trat, also seit 1919 beziehungsweise 1920. Ein preußischer Medizinalbeamter beschrieb es 1921 so: »Als wichtigste epidemiologische Tatsache muß hervorgehoben werden, daß in Preußen die Krankheit fast überall gleichzeitig mit der Grippe aufgetreten ist und daß ihr Höhepunkt fast allenthalben mit dem der Grippeepidemie zusammengefallen ist.«[188] Dass die Grippe zentralnervöse Folgeerscheinungen verschiedenster Art zur Folge haben kann, die von Verwirrtheit bis zu psychiatrischen Symptomen reichte, war bekannt. Aber hier trat eine ganz neue Krankheitseinheit auf den Plan.

Als akute epidemische Krankheit dauerte sie bis ungefähr 1927 an. Verlässliche Zahlen gibt es für Großbritannien. Als separate Krankheitsursache wurde Encephalitis lethargica in England und Wales in der Zeit von 1920 bis 1930 vermerkt, in Schottland von 1921 bis 1930. Die höchste Mortalität wurde in der Mitte der 1920er-Jahre registriert. In England und Wales verstarben von 1920 bis 1930 10 673 Personen (Todesrate 0 im

Jahre 1918 bis 36 im Jahre 1924 pro Million), in Schottland waren es 1 203 Menschen (Todesrate von 10 bis 40 pro Million der Bevölkerung). Insgesamt sind demnach in Großbritannien bis 1930 nahezu 242 000 Menschen an der epidemischen Enzephalitis gestorben.[189]

Selten scheint sie direkt in Zusammenhang gestanden zu haben mit einer schweren Grippe. Kundigen Beobachtern schien es eher so, als ob sie mehr als »Nachkrankheit einer leichten Grippe« auftrat – wie auch immer das wieder auszudeuten war.[190]

Zum Mekka der Therapie der Gehirnentzündung entwickelte sich Jahre später Bulgarien. Es fing ganz unscheinbar an, in Šipka im Rosental, wo von alters her aus zweitausend Blüten ein Gramm Rosenöl gewonnen wird. Über den 1 333 Meter hoch gelegenen Šipkapass gelangt man, vom nördlichen Tărnovo kommend, auf die südliche Seite des Balkangebirges. Seit dem Sommer 1878 hat der Pass für Bulgarien historische Bedeutung, weil hier eine Schlacht russischer Soldaten und bulgarischer Landwehrtruppen gegen osmanische Elitekorps stattfand, in der die Türken unterlagen. Damit war das Ende der 500-jährigen osmanischen Herrschaft über Bulgarien besiegelt.

Im 50 Kilometer östlich gelegenen Sopot im Rosental ist zwei Jahre zuvor Ivan Raev (1876–1938) geboren worden. Raev, dessen Mutter früh verstarb, war der Sohn eines lokal bekannten traditionellen Pflanzenheilkundigen. Der Vater betätigte sich auch in der Tierheilkunde; dabei soll er von Tollkirschen (*Atropa belladonna*) Gebrauch gemacht haben. Raev selbst führte die Tradition fort. Im Jahre 1900 begab er sich auf eine Wanderschaft, die ihn nach Istanbul führte. In der osmanischen Metropole ging er bei einem moslemischen Schriftgelehrten, einem Hodscha, in die Lehre. Einige Jahre studierte er medizinische Pflanzen, um 1905 nach Sopot zurückzukehren. Hier lebte er als Schafhirte und Pflanzenheilkundiger, bis er 1919 heiratete – die

Tochter wiederum eines Volksheilers aus Šipka, mit der er sich dort niederließ.[191]

Inzwischen hatte sich auch in Bulgarien nach der Spanischen Grippe die Encephalitis lethargica ausgebreitet. Es ist nicht so, dass die Krankheit völlig unbekannt war. Zumindest in der medizinischen Welt hatte sie sich schon zuvor einen Namen gemacht. Die »sagenhafte Schlafkrankheit Nona« war es, die den österreichischen Neurologen Constantin von Economo (1876–1931) während des Ersten Weltkriegs dazu animierte, ein neues neurologisches Krankheitsbild zu benennen. Economo, dessen Eltern Griechen waren, kam in Rumänien zur Welt, ging in Triest zur Schule und studierte in Wien, Paris und München. Nach verschiedenen Stationen in der k.u.k.-Monarchie, im Deutschen Reich und in Frankreich habilitierte er sich 1913 in Wien für Psychiatrie und Neurologie. Den Namen ›Nona‹ konnte niemand recht erklären. Die *malattia de la nona* war 1889/90 während der letzten Grippepandemie vor allem in Norditalien, der Schweiz und teilweise in Dalmatien und Südungarn aufgetreten. Patienten mit Lungenentzündung gerieten nach einem Fieberdelir ins Koma, aus dem sie nicht mehr erwachten. Die etablierte Medizin hatte sich dem Phänomen kaum angenommen.[192] An ›Nona‹ erinnerte sich von Economo, als er 1917 die Gehirnentzündung mit schlafartigen Folgeerscheinungen erstmals als ›Encephalitis lethargica‹ bezeichnete. Erste Fälle von Encephalitis lethargica hatten sich schon 1915 und 1916 in Europa zugetragen. Die Wiener Fälle des Winters 1916/17, die an Nona gemahnten, veranlassten Economo zur Neubenennung, durch die sein Name die Zeiten überdauerte.

Das Erscheinungsbild der Encephalitis lethargica, die im Zusammenhang mit der Spanischen Grippe epidemisch auftrat, war überall das gleiche. Die akute Erkrankung ging oft mit Fieber einher. Die Kranken waren innerlich unruhig, Muskelzucken verband sich mit erhöhter Erregbarkeit der Muskelreflexe. Die

Stimmung konnte Selbsttötungsabsichten wecken, die mitunter in die Tat umgesetzt wurden. Psychische Veränderungen stachen ins Auge, Jugendliche gebärdeten sich erschreckend unfolgsam und unkontrolliert ausschweifend. Pathologischer Schlaf war verwoben mit nächtlichen Unruhezuständen, Augenmuskellähmungen traten auf. Neben Schäden der Gesichts- und Kopfmuskulatur quälten die Betroffenen unkoordinierte, unwillkürliche Muskelbewegungen des ganzen Körpers. Schädigungen des Gehirns verursachten starke zentrale Schmerzen. Das Ganze konnte chronisch werden. War die eigentliche Erkrankung des Gehirns bereits abgeklungen, trat oft ein Parkinsonismus in Erscheinung, seltener bei den akut Erkrankten, regelmäßig bei den chronisch kranken Enzephalitikern. Die typischen Symptome des Parkinson-Syndroms (Rigor = Muskelstarre, Tremor = Zittern, Akinese = Bewegungsverarmung) zeigten sich aber nicht bei allen Betroffenen. Häufig fehlte der Tremor.

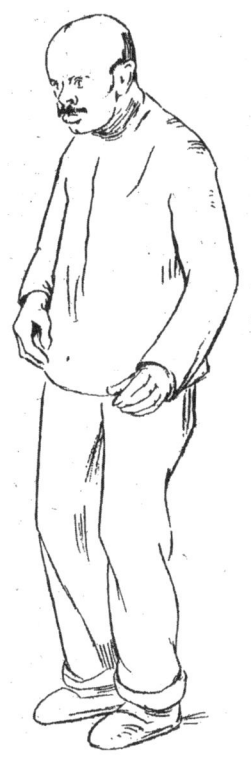

An Enzephalitis bzw. Parkinson leidender Patient in einer medizinischen Darstellung von 1921

Die Krankheitserscheinungen wurden von Fachleuten bis ins Kleinste beschrieben. Es gab vielfältige klinische Klassifizierungen. So wurden beispielsweise klassische Influenzaenzephalitiden von Fällen von Encephalitis lethargica abgegrenzt, die ausgegangen waren von der Influenzapandemie. Entschieden sich die Mediziner hingegen für die Bezeichnung ›Kopfgrippe‹, wie das im Volksmund landläufig geschah, wurde diese feine Differenzierung gleich wieder obsolet.[193]

In Bulgarien kursierte – warum auch immer – für die Seuche auch die Bezeichnung ›Büffelkrankheit‹.[194] Eine solche Büffelkranke, die Zeichen von Parkinsonismus aufwies, begegnete Raev eines Tages, während er Pflanzen sammelte. Raev nahm sich ihrer an; er kochte einen Sud aus *Atropa belladonna* (Tollkirsche), Tierkohle, Brotteig mit Muskatnuss und Holzspänen sowie Kalmuswurzel und gab ihr diesen zu trinken. Wie bei allen Substanzen, die – so nicht homöopathisch – Krankheitserscheinungen bekämpfen sollen, kommt es auf die richtige Dosis an; sie entscheidet darüber, ob das Mittel hilft oder toxisch wirkt. Die Frau hatte offensichtlich eine Überdosis erhalten, sodass sich heftige Konvulsionen einstellten. Mit fortschreitendem Abbau des Suds im Körper entfaltete die Mixtur jedoch ihre Wirkung, der Zustand der Patientin verbesserte sich merklich.

Das sprach sich schnell herum. Die Menschen kamen bald in Heerscharen zu Raev. Den Autoritäten war das ein Dorn im Auge. Zeitweise wurde Raev inhaftiert. Dabei könnte aber auch eine Rolle gespielt haben, dass Raev sich am erfolglosen kommunistischen September-Aufstand des Jahres 1923[195] aktiv beteiligt hatte.[196] Wie dem auch sei – dem Siegeszug seiner Therapie konnte das nichts anhaben. Raev musste en gros produzieren.

Die bulgarische Schulmedizin begann allmählich, sich mit der bald ›Cura bulgara‹ genannten Therapie auseinanderzusetzen. So nahm der Pharmakologe Peter Nicolov (1894–1989) die Belladonna-Mischung 1925 unter die Lupe. Dafür war die genaue Kenntnis der Zusammensetzung des Gemisches Voraussetzung. Die Šipka-Mischung Raevs, wie sie 1926 beschrieben worden ist, wurde wie folgt hergestellt: 30 Gramm von *Atropa belladonna* wurden mit Tier- (oder Pflanzen-)Kohle verrührt. Das Ganze wurde mit 600 Gramm Weißwein über 10 Minuten gekocht, danach gesiebt und in eine Flasche gefüllt, die nach dem Verkorken kühl gelagert werden musste. Von diesem Dekokt sollten erhalten: Kinder bis 5 Jahre einen halben Löffel, Kinder im Alter von 5 bis 15 Jahren einen Löffel; zwei Löffel waren zu geben bei 15- bis 25-Jährigen, drei Löffel bei über 25-Jährigen. Wenn sich Nebenwirkungen wie Verwirrtheit oder verwaschene Sprache einstellten, musste möglichst viel Milch (am besten unbehandelte) zu trinken gegeben werden. Brotteig-Pillen, zum Beispiel mit Minze versetzt, waren jeden Morgen auf nüchternen Magen einzunehmen. Danach hatte man umgehend frische Milch oder heißen Tee zu trinken. Sechs- bis siebenmal am Tag musste auf einer Kalmuswurzel gekaut werden, um sie dann hinunterzuschlucken. Es folgte das Ausspülen des Mundes mit Wasser. Bei Verstopfung sollte man Magnesiumsulfat oder Rizinusöl zu sich nehmen.[197]

Während Ivan Raev mit dieser Therapie offensichtlich leidlich erfolgreich war, stand das Rad der experimentellen medizinischen Forschung in Europa nicht still. Zwei Wissenschaftler, beide ebenfalls aus Osteuropa stammend, waren die treibenden Kräfte: der Ungar Robert Doerr (1871–1952) und der Rumäne Constantin Levaditi (1874–1953). Ihre Vorstellungen kreisten um den Zusammenhang von Hauterscheinungen mit Erscheinungen des Zentralnervensystems. Der Schlüsselbegriff dabei war ›Herpes‹. Seit Ende des 18. Jahrhunderts wurde Herpes als Sammelname verwendet für gutartige Hauterkrankungen, bei denen Gruppen von kleinen, mit wasserheller Flüssigkeit gefüllten Bläschen auftraten. Die Entdeckung des infektiösen Ursprungs einer schmerzhaften Entzündung der Hornhaut des Auges durch Herpes ging auf das Konto eines deutschen Augenarztes, dem es 1913 gelungen war, Herpes vom Auge eines Menschen auf das Auge eines Kaninchens zu übertragen und damit eine herpetische Keratitis beim Kaninchen auszulösen. Nachfolgend gelang es ihm auch, diese Infektion am Auge eines erblindeten Mannes hervorzurufen; publiziert wurden diese Versuche jedoch erst 1920.[198]

Diese Ergebnisse des deutschen Augenarztes griffen Doerr und Levaditi auf. Sie waren in Zentren der europäischen Mikrobiologie tätig: Doerr als Leiter des Hygieneinstituts der Universität Basel, Levaditi als Abteilungsleiter im Institut Pasteur in Paris. Doerr gelang es 1920, das ›Virus des Herpes febrilis‹[199] auf das Auge eines Kaninchens zu übertragen und bei dem gleichen Versuchstier durch rückenmarksnahe Übertragung eine tödlich verlaufende ›Encephalitis herpetica‹ hervorzurufen. Levaditi konnte ebenfalls im Jahre 1920 das ›Virus der Encephalitis epidemica‹ auf das Kaninchenauge übertragen und damit eine Entzündung auslösen, die die »höchste Ähnlichkeit mit der herpetischen Infektion« aufwies.[200] Seit dieser Zeit wurde die Hypothese, das ›Herpesvirus‹ sei – in der einen oder anderen Hinsicht – identisch mit dem ›Encephalitisvirus‹, leitend für die experimentelle neurologische Erforschung der epidemisch auftretenden Enzephalitis. Die entscheidende Vorstellung dabei war die, dass es eine Neurotropie des verursachenden Virus (im bakteriologischen Sinne) geben müsse, das heißt eine Wirkung auf Gewebe des Ektoderms wie der Haut oder dem Zentralnervensystem.[201] Levaditi prägte dafür den Begriff der ›Ectodermoses neurotropes‹.[202]

Die Encephalitis lethargica war inzwischen auch in der Neuen Welt heimisch geworden. In New York zeigten sich die Neurowissenschaftler besonders eifrig bemüht, die Nervenkrankheit zu erforschen, die der Spanischen Grippe so häufig nachfolgte. Die Stadt etablierte sich nach und nach als internationales Zentrum der Enzephalitis-Forschung. Man war auf der Suche nach einer neurologischen Erkrankung, die durch den experimentellen und klinischen Nachweis des Erregers klar definiert werden konnte. Die Enzephalitis sollte eine Modellkrankheit für die Neurologie *made in USA* werden.

Ab 1927 unterstützte der US-amerikanische Geschäftsmann William J. Matheson, der selbst seit einer Grippe im Jahr 1918 an neurologischen Folgeerscheinungen litt, die Erforschung der epidemischen Enzephalitis. Mit Hilfe der Gelder der William J. Matheson Commission wurden in den Jahren 1929 bis 1940 1 000 Patienten am Neurologischen Institut in New York behandelt. Man verwendete zwei Impfstoff-Varianten, den nach Rosenow und den nach Levaditi (später nach Frederick Gay). Mit Levaditi wurde früh Kontakt aufgenommen, im November 1928 fand der erste Gedankenaustausch mit ihm in New York statt.[203] Bei der Levaditi-Variante handelte es sich um einen Herpes-Impfstoff. Der Impfstoff des US-amerikanischen Bakteriologen Carl Rosenow war abgeleitet von vergrünenden Streptokokken. Allerdings scheiterte der großangelegte Versuch, das passende Therapeutikum ausfindig zu machen.[204] Matheson starb 1930, der durchschlagende Erfolg blieb aus[205], neue Krankheitsfälle traten nicht auf. Unterdessen veränderte sich die Forschungslandschaft, andere Personen mit anderen Ansätzen betraten die Bühne. Spätestens 1940 war die ›Modellkrankheit‹ Encephalitis lethargica in New York zu Grabe getragen worden.[206]

In der Zwischenzeit war Ivan Raev aus Šipka in Bulgarien mehr und sogar internationaler Erfolg beschieden. Letztlich breitete sich die bulgarische Kur über die italienisch-deutsche Achse weltweit aus und avancierte, in Abwandlungen und verschiedenen Zubereitungsformen, zur Standardtherapie. Das blieb auch so bis nach dem Zweiten Weltkrieg.

Das Vehikel, das benötigt wurde, um das zu bewerkstelligen, waren die dynastischen Verbindungen im ›alten Europa‹: Giovanna Isabella (1907–2000), eine Tochter des italienischen Herrscherpaares, war Gattin des bulgarischen Zaren Boris III. (1894–1943). Boris, aus dem Hause Sachsen-Coburg-Gotha, regierte Bulgarien seit 1918. Isabellas Mutter, die italienische Königin Elena (1873–1952), war das sechste von elf Kindern des Fürsten Nikita Petrović von Montenegro, der sich von 1910 bis 1918 König von Montenegro nannte. Elena, die selbst Medizin

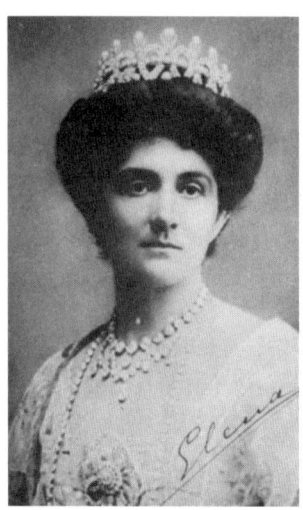

Königin Elena von Italien

studiert hatte, erfuhr über ihre Tochter Giovanna Isabella von der bulgarischen Kur. Zunächst schickte sie zwei Wissenschaftler nach Bulgarien, die sich vor Ort ein Bild von der Sache machen sollten. Dann lud sie Ivan Raev nach Italien ein. Dieser nahm die Einladung an und reiste 1934 nach Rom. Innerhalb kurzer Zeit beaufsichtigte Raev neunzig Kuren mit seinem Dekokt im königlichen Krankenhaus Roms. Elena ließ ihm den Titel eines Doktors der Medizin verleihen. Seine Kur wurde kommerziell in Tablettenform vermarktet, als *Pantropa* in Italien und als *Curabulgarin* in Bulgarien. ›Dottor Ivan Raev‹ kehrte schließlich – reichlich mit Ehrungen bedacht – nach Šipka zurück. Er beschäftigte sich dort mit phytotherapeutischen Ansätzen in der Therapie von Epilepsie und Tuberkulose. Im Jahr 1938, als er starb, war seine Enzephalitis-Therapie im Begriff, internationale Anerkennung zu erfahren.

Organisiert wurde die Verbreitung der Enzephalitis-Therapie weiter durch Königin Elena. Es wurde auch weiter geforscht, etwa um herauszufinden, ob es denn tatsächlich speziell die bulgarische Belladonna-Wurzel sein müsse, die als Grundlage des Medikaments diente, oder ob nicht auch italienische Tollkirschen verwendet werden könnten. Die Leitung der Forschung in Rom übernahm der italienische Wissenschaftler Giuseppe Panegrossi. Die ›italienisch-bulgarische Kur‹ wurde kreiert. Man verwandte Belladonna-Wurzeln nach dem Rezept des Pharmazeuten Antolini. Die Rezeptur wurde in Rom, aber auch in Mailand, Turin, Bari, Bologna und Triest angewandt.[207]

Von Rom aus verbreitete sich die Kur auch im Deutschen Reich. Auch hierbei waren dynastische Verbindungen von Bedeutung. Eine weitere Tochter Elenas, Mafalda Maria (1902–1944), war verheiratet mit dem Prinzen und Landgrafen Philipp von Hessen (1896–1980). Philipp, begeisterter Anhänger der italienischen Faschisten, trat 1932 der SA bei und hatte ab 1933 das Amt des Oberpräsidenten von Hessen-Nassau mit der Hauptstadt Kassel inne. Die nationalsozialistische Führung war interessiert an solcherlei adliger Gefolgschaft, bot es ihr doch die Möglichkeit, sowohl das proletarische Image nach der ›Machtergreifung‹ abzubauen als auch vorhandene Beziehungsgeflechte auszunutzen. Philipp unterhielt engen Kontakt zu Hitler und Mussolini und fungierte – insbesondere über den italienischen Außenminister, Graf Galeazzo Ciano – oft als Kundschafter zwischen beiden Ländern, bis er – nach dem Sturz Mussolinis – 1943 in Ungnade fiel.[208]

Mafalda kränkelte häufig. Als sie 1935 ernstlich mit einer Lungenentzündung darniederlag, reiste Elena umgehend mit einem Sonderzug nach Kassel, um an ihrer Seite zu sein. Mafalda überstand die Erkrankung, und Elena kam bei dieser Gelegenheit näher ins Gespräch mit dem überregional völlig unbekannten Kasseler praktischen Arzt Walther Völler (1893–1954), der ihre Tochter behandelt hatte.

Völler hatte einen steinigen Berufsweg hinter sich. Als Weltkriegsveteran mit dem Eisernen Kreuz erster und zweiter Klasse ausgezeichnet, hatte er nach dem Austritt aus dem Heeresdienst 1920 Medizin und Zahnmedizin zu studieren begonnen. Da ihm während der Inflation finanzielle Mittel fehlten, konnte er zunächst nur das Staatsexamen als Zahnmediziner ablegen und in Zahnmedizin promovieren. Den Beruf übte er aber nicht aus, stattdessen verdingte er sich als Heilpraktiker in Kassel, bis es ihm möglich wurde, 1933 auch das Medizinstudium abzuschließen. So konnte er erst seit dem April 1933 als praktischer

Arzt tätig sein. Seine medizinische Doktorarbeit schloss er 1940 ab – Thema: die italienisch-bulgarische Kur.[209]

Völlers Gedankenaustausch mit Königin Elena wurde schnell intensiver. Es folgten Aufenthalte in Rom. Die Königin verlieh Dr. med. dent. Walther Völler den Titel ›Commendatore della Corona d'Italia‹. Im Jahre 1937 gründete er mit mentaler und materieller Unterstützung Elenas in Harleshausen bei Kassel in einem 1911 von Hermann Muthesius (1861–1927) erbauten Landhaus die Königin-Elena-Klinik. In ihr wurden ausschließlich Patienten behandelt, die an ›Kopfgrippe‹ litten.[210] Völlers wichtigster Bundesgenosse auf politischer Ebene war der Hygieniker Hans Reiter (1881–1969), zu dem er ein freundschaftliches Verhältnis entwickelte. Reiter hatte 1933 das Amt des Präsidenten des Reichsgesundheitsamtes übernommen.[211]

Therapieversuche mit Atropin auch in hoher Dosierung hatte es schon verschiedentlich gegeben, so im Sanatorium Dr. Römer in Hirsau im Schwarzwald. Außerdem hatte die Chemische Firma E. Merck in Darmstadt mit einem anderen Belladonna-Alkaloid, dem Apoatropin, auf der Göttinger Enzephalitikerstation experimentiert. Die Gesamtalkaloide der Wurzel der *Atropa belladonna* wurden aber im Deutschen Reich nach italienischem Vorbild – neben dem Sanatorium Kreischa bei Dresden – zuerst in der Königin-Elena-Klinik in Harleshausen bei Kassel verwandt.[212]

Hatte man sich in Italien Gedanken gemacht, ob speziell bulgarische Belladonna-Wurzeln benötigt würden, fragten sich im Deutschen Reich in der Folgezeit Spezialisten ebenfalls, ob es nicht auch die deutsche Belladonna-Wurzel sein könne – die schließlich nicht schlechter sein konnte.[213] Völler selbst war in der eigenen Zunft als einfacher praktischer Arzt ohne Zusatzausbildung in Nervenheilkunde nicht wohlgelitten. Wenn er erfolgreich sein wollte, konnte er es sich nicht erlauben, auch noch in dem politischen System der Zeit anzuecken. Aus seinen theoretischen Ausführungen zur Therapie der ›Kopfgrippe‹ in Harleshausen sprach folgerichtig die Diktion der Zeit. So gab er im Jahre 1941 an, er halte es mit dem Wort des Paracelsus: »Die Kraft des Arztes liegt im Kranken«. Er wusste um das »Maß an Willenseinsatz«, das dem Kranken abverlangt wurde, damit dieser »aus seiner unheilvollen Egozentrik« heraustreten könne. In der richtigen Mischung aus »Körperschulung« und seelischer Betreuung müsse es darum gehen, »den schon erlahmten Willen von seinen eigenen Fähigkeiten zu überzeugen«. Ohne den »willensmäßigen Einsatz des Kranken« könne es nämlich »keine Lockerung der versteiften Gliedmaßen und keine Kräftigung der durch jahrelange Untätigkeit erschlafften Muskulatur« geben. Das eigentliche Therapieziel war die »Rückgliederung in den Arbeitsprozeß«, damit die Kranken wenigstens »keinerlei Belastung mehr für die Familie« darstellten.[214] Das entsprach dem NS-Leistungsdenken und war auf Akzeptanz ausgerichtet.

Das Patientengut hatte sich inzwischen grundlegend gewandelt. Es gab nur noch chronische Enzephalitiker. Viele von ihnen wurden im Laufe der Jahre psychisch so auffällig, dass sie als neurologisch nicht mehr führbar galten. Die meisten von ihnen wurden daher in psychiatrische Anstalten verlegt. Im Kassel benachbarten Göttingen gab es an der Universitäts-Nervenklinik seit 1926 – preußenweit einmalig – eine eigene Enzephalitikerstation auf dem Gelände der Provinzial-Heil- und Pflegeanstalt, das heißt der Psychiatrie.[215] Die Krankengeschichten von Enzephalitikern, die schließlich in die Psychiatrie verlegt wurden, zeigten ein anderes Bild als das der akuten Fälle in den 1920er-Jahren. Drei Beispiele seien angeführt:

Der Kranke Anselm F., geboren 1884, verheiratet seit 1905, vier Kinder, ist zweimal aufgenommen worden in der Heil- und Pflegeanstalt. 1918 oder 1919 hatte er nach eigenen Angaben die »Schlafkrankheit«. Er schlief angeblich wochenlang, »im Stehen

und im Gehen«. Im Mai 1926 schrieb der Kreisarzt aus Duder-
stadt über ihn: »Nach Angaben der Ehefrau und meinen eigenen
Beobachtungen ist F... geisteskrank; er leidet an Wahnvorstellungen und Sinnestäuschungen«. Von November 1924 bis Februar 1926 und von Mai 1926 bis November 1930 war er in der
Heil- und Pflegeanstalt untergebracht. Am 17. Mai 1926 notierte
der aufnehmende Arzt:

»F. kommt in stark gespannter Haltung ins Untersuchungs-
zimmer. Er zittert am ganzen Körper, blickt mit halb ratlosem,
halb drohendem Gesicht um sich. ›Sie wissen Bescheid, wer ich
bin. Ich habe nichts verbrochen, will auf reellem Wege entlassen
werden.‹ Spricht vor sich hin und horcht gespannt. Will aufste-
hen. (Weshalb aufgestanden?), weil sie mich geweckt haben.«

Anselm F. hatte Wahnvorstellungen und gab sich als ›Wel-
tenkaiser‹ aus. Sein Zustand verschlechterte sich im Laufe der
Jahre zusehends. Am 14. November 1930 wird er in die häusliche
Obhut entlassen. Ein Oberarzt der Psychiatrie sieht ihn im
Rahmen der »Außenfürsorge für Gemütskranke« noch einmal
am selben Tag. Am 28. Mai 1931 verstarb Anselm F., der sich
stark durchgelegen hatte, im Beisein seiner Ehefrau.[216]

Margarethe F., geboren 1897, verheiratet seit 1924, war von
1929 bis 1934 dreimal stationär in der Heil- und Pflegeanstalt.
F. hatte 1922 eine Grippe mit Schlafsucht durchgemacht, fünf
Jahre später trat Parkinsonismus auf. Vor ihrer ersten Aufnahme
in der Heil- und Pflegeanstalt war sie eineinhalb Jahre früher auf
der Enzephalitikerstation behandelt worden. Man diagnostizier-
te bei ihr »Encephalitis epidemica mit Charakterveränderungen«.
In dem Arztbrief der Neurologischen Klinik hieß es 1929:

Hier »mußte sie [aber] wegen ihrer Unverträglichkeit schon
nach 3 Wochen wieder entlassen werden. Der Mann gibt an,
daß sie zu Hause immer sehr aufgeregt sei. Sie sei sehr leicht
reizbar und sehr rücksichtslos. Sie weint und schreit sehr viel,
beschmiert unbedenklich ihre Bettdecken mit Kot, so daß sie

ihrer Umgebung unerträglich geworden sei. Ihre Charakterveränderungen sind so hochgradig, daß sie einer Geisteskrankheit
gleich zu stellen sind.«
Die Unreinlichkeit blieb ein ungelöstes Problem während
ihrer Zeit in der Psychiatrie. Therapeutisch erhielt F. vor allem
gelegentliche Scopolamin- und regelmäßige Atropininjektionen,
die die Starrheit der Muskulatur zeitweilig minderten. Im August 1934 ist F. in der Anstalt verstorben. Als Todesursache wurden Luftröhrenentzündung und Bronchitis angegeben.[217]
Der 1905 geborene Karl M., der 1922 bzw. 1925 erste enze-
phalitische Symptome gezeigt hatte, nachdem er 1918 an Grippe
erkrankt gewesen war, ist im Juni 1928 in die Heil- und Pflegeanstalt verlegt worden. Über ihn hieß es, er leide an »Charak-
terveränderung mit motorischen Störungen nach epidemischer
Encephalitis.« Der Kreisarzt aus Springe schrieb über Karl M.
im Juni 1928: »Eine ausgesprochene Geisteskrankheit liegt nicht
vor.« Im Dezember 1935 wurden ihm »Beziehungsideen« attestiert. Am 28. Januar 1936 fragte Karl M., als er vom Lazarett zur
Station zurückkehrte: »Was wollt ihr mit mir machen? Ich soll
wohl kastriert werden. Hauen sie sich noch draußen oder hör
ich Stimmen?« Auf die Gegenfrage, wer sich denn »haue«, erwi-
derte Karl M.: »Mein Alter mit Hitler. Als er dies sagte, lachte
er.« Im März 1940 sprach man von »paranoid-halluzinatorischem
Bild« mit »Vergiftungsideen«.
Im Rahmen der »planmäßigen Verlegungen« von Psychiatrie-
Patienten in Vergasungsanstalten, die im Deutschen Reich unter dem Signum T4-Aktion (benannt nach der Zentrale in der
Berliner Tiergartenstraße 4) firmierte, ist schließlich auch für
Karl M. ein Meldebogen ausgefüllt worden. Am 8. August 1940
vermerkte ein Göttinger Oberarzt als Diagnose: »chron. Ence-
phalitis + Schizophrenie«, als Hauptsymptome wurden ange-
führt »Parkinsonismus, Wahnideen«. Gestorben ist Karl M. im
März 1945 an einer »Bronchopneumonie«.[218] Der Transport in

die Gaskammer ist ihm mithin erspart geblieben, was jedoch nichts darüber aussagt, ob er nicht vor Hunger oder aus einer anderen, nicht natürlichen Ursache gestorben ist ...

Woran es nun lag, dass ein Enzephalitiker chronisch und psychisch krank wurde oder nicht, darüber stritten sich die Gelehrten. In einer psychologischen Untersuchung in den Jahren 1935 bis 1937 sind im Auftrag der Deutschen Forschungsgemeinschaft gut 1 000 Patienten aus Berlin erfasst worden, die von 1919 bis 1935 erkrankt waren. Das dürftige Fazit der Untersuchung lautete schließlich kurzgefasst: »Was die ›Krankheit‹ aus einem Menschen macht, wird – wie vielfältig verschieden im einzelnen auch immer das Bild sich gestalten mag – letzten Endes davon bestimmt, was für einen ›Charakter‹ er hat.«[219] Das konnte man auch radikaler formulieren. So attestierte ein junger deutscher Nervenarzt und späterer NS-›Euthanasie‹-Gutachter den Enzephalitiker schon 1921 gewisse angeborene »Organsystemminderwertigkeiten«, die als »Krankheitbereitschaft für Encephalitis epidemica« anzusehen seien – und schrieb sie damit ab.[220] Konstitution und Charakter, das dachte man sich stets zusammen als leib-seelische Bestimmung.

Völlers Kasseler Patienten wiesen alle Schweregrade der Erkrankung auf, mehrheitlich jedoch waren sie sicher nicht psychiatrische Patienten. Für ›Defektwesen‹ hatte man im Nationalsozialismus nichts übrig. Waren chronische Enzephalitiker nicht defizitär? Die nationalsozialistische Mordmaschinerie sparte auch die Enzephalitiker nicht ganz aus, ohne dass diese Kranken im Mittelpunkt der Bestrebungen der Machthaber gestanden hätten.[221]

Ein anderer, prominenter Parkinson-Kranker wurde schließlich durch Vermittlung des Chirurgen Karl Brandt (1904–1948) auf Dr. Völlers Klinik aufmerksam: Adolf Hitler. Brandt, ab 1934 zusehends, ab 1943 nahezu uneingeschränkt Leiter des Gesundheitswesens des Dritten Reichs, war (bis zum April 1945) ärztlicher Intimus des ›Führers‹.[222] Adolf Hitlers Parkinson-Krankheit – woher sie auch immer stammte – dürfte eine Rolle gespielt haben, als dieser der Elena-Klinik im Herbst 1941 eine einmalige Beihilfe von 30 000 Reichsmark auf ein Sonderkonto bei der Kreditbank Kassel überweisen ließ.[223] Es heißt, Hitler habe 1945 eine Behandlung durch Völler gewünscht, was diesen in Angst und Schrecken versetzt habe – nur aufgrund der Wirren der letzten Tage des Dritten Reiches sei es nicht mehr zu einem Treffen gekommen.[224] Belegt ist dies nicht, aber vorstellbar.

Einige Patienten mit sogenanntem postenzephalitischem Parkinsonismus überlebten den Zweiten Weltkrieg. Bis zu diesem Zeitpunkt waren die *Atropa belladonna*-Präparate die einzige zumindest in Maßen erfolgreiche Therapie bei Patienten, die sich ursprünglich eine Enzephalitis in Folge der Spanischen Grippe zugezogen hatten. Die letzten Patienten dürften in den 1980er-Jahren gestorben sein.[225] Die Encephalitis lethargica ist eine untergegangene Krankheit. Obwohl sie in der internationalen Klassifikation der Krankheiten (ICD) aufgeführt wird, hat es neue Fälle bis auf den heutigen Tag nicht mehr gegeben. Der Zusammenhang mit der Spanischen Grippe ist den historischen Quellen nach zu urteilen evident, im Einzelnen aber umstritten. Im Jahre 1982 haben noch einmal zwei Experten der US-amerikanischen Centers for Disease Control (CDC) einen Anlauf unternommen, die These aufgegriffen und belegt, dass die Pandemien von Encephalitis lethargica und postenzephalitischem Parkinsonismus Spätfolgen der Spanischen Grippe gewesen sind.[226] Stichhaltig beweisen konnten sie das jedoch nicht – denn ein solcher Beweis kann wohl auch gar nicht mehr geführt werden.[227] Und so bleibt es bei Gerüchten, etwa wenn vom ehemaligen US-amerikanischen Schauspieler Michael J. Fox (geboren 1961) die Rede ist, dessen Parkinson-Erkrankung angeblich eine infektiöse Grundlage habe.[228]

Die Überwachung

Nach dem Ersten Weltkrieg – als die Historische Pathologie schon graue Vergangenheit war – beherrschte die bakteriologisch orientierte Epidemiologie als Teil der wissenschaftlichen Hygiene das Feld der Beobachtung und Bekämpfung von Seuchen.

Die systematische Überwachung von Infektionskrankheiten (engl. *surveillance*) als eines ihrer Mittel steckte noch in den Kinderschuhen. Verschiedene Organisationen, die mit- und gegeneinander arbeiteten, erhoben den Anspruch, hier federführend tätig zu sein. Nach jahrelangen Diskussionen über die Frage der Quarantäne bei Cholera war 1907 in Paris das *Office International d'Hygiène Publique* eingerichtet worden – 23 Länder beteiligten sich daran, das Deutsche Reich war nicht darunter, wegen der vermeintlichen französischen Vorherrschaft. Die Erfahrungen mit Seuchen auf den Schlachtfeldern des Ersten Weltkrieges stellten einen neuen Impuls dar, das öffentliche Gesundheitswesen zu internationalisieren. Dabei hatte sich angesichts der Spanischen Grippe die internationale Gesundheitspolitik der Kolonialmächte – allen voran des British Empire – als wirkungslos erwiesen.[229] Im Mai 1919 entstand, inspiriert durch das Amerikanische Rote Kreuz, die Internationale Liga der Rot-Kreuz-Gesellschaften, deren Arbeit jedoch aufgrund ihres komplizierten Verhältnisses zum Internationalen Roten Kreuz nie recht zur Entfaltung kam. In den USA existierte außerdem das

Pan-American Sanitary Bureau. Im Januar 1920, ausgehend von den Bestimmungen des Versailler Vertrages, nahm schließlich der Völkerbund mit Sitz in Genf seine Arbeit auf, dem sich das Deutsche Reich (bis 1926) nicht anschließen durfte – auch hier grollte man wegen der vermeintlichen französischen Vorherrschaft.

Der Völkerbund gründete bereits im April 1920 eine Epidemie-Kommission, die sich jedoch fast ausschließlich mit Typhus in Osteuropa beschäftigte. Eine eigenständige Gesundheitsorganisation des Völkerbundes entstand provisorisch 1921 und formell 1923. Ihr stand der polnische Bakteriologe, Gesundheitspolitiker und Philantrop Ludwik Rajchman (1881–1965) vor[230]; finanziert wurde sie faktisch wenigstens zu einem Drittel von der *Rockefeller Foundation* aus den USA, die 1913 vom Ölmagnaten John D. Rockefeller (1839–1937) als Stiftung zur internationalen Förderung von Kunst, Kultur und Wissenschaft gegründet worden war. Obzwar Rajchman selbst sich epidemiologisch mit der Spanischen Grippe auseinandergesetzt hatte[231], stand Influenza nicht oben auf der Tagesordnung der *League of Nations Health Organization.*[232] Es war das *Office International d'Hygiène Publique (OIHP)*, das im Juli 1919 einen Fragebogen an die ihm angeschlossenen Gesundheitsverwaltungen sandte, um sich ein Bild von der Spanischen Grippe machen zu können.[233] Außerdem bemühte sich diese Organisation darum, in Zusammenarbeit mit der Völkerbund-Organisation eine internationale Übereinkunft herbeizuführen, um Ausbrüche von Influenza zu überwachen. Effektiv war diese Einrichtung jedoch nicht.[234]

Erst nach und nach betrachtete man Influenza als Infektionskrankheit, die auch in nicht-pandemischer Zeit internationale Aufmerksamkeit verdient. Voraussetzung dafür war die Entwicklung der Virologie als eigenständiger Wissenschaft, die in den 1930er-Jahren begann und in den frühen 1950er-Jahren institutionelle Formen annahm. In dieser Zeit bildete sich der molekulare Virusbegriff[235] heraus: Viren galten jetzt als spezifische Krankheitserreger, die sich grundlegend von Bakterien unterschieden. Der Prototyp dieser frühen virologischen Forschung war das Grippevirus, das 1933 von drei britischen Forschern entdeckt worden ist.[236] Zwar wusste man damals, dass es noch andere Grippeviren geben müsste, die zum Ausbruch der Krankheit führen können. Aber es dauerte noch einige Jahre, bis sich dem Virus von 1933, das die Bezeichnung Influenza A-Virus erhielt, noch die Viren der Gruppe B und C hinzugesellten.

Die virologische Grippeforschung war angelsächsisch orientiert. Mit ihr war es prinzipiell möglich, die bakteriologische Grippeforschung hinter sich zu lassen, die zuletzt so viel Verwirrung gestiftet hatte. Die Virologie mündete jedoch schon allein deshalb nicht umgehend in ein internationales Grippeüberwachungssystem, weil die politische Szenerie und der resultierende Zweite Weltkrieg dem entgegenstanden. Im Jahr der Entdeckung des Influenzavirus, 1933, hatten sich bekanntlich auch die Deutschen mehrheitlich zum Nationalsozialismus bekannt. Mit dem Überfall Deutschlands auf Polen im Jahre 1939 zerbrach der Völkerbund. Im unbedingten Willen, die Welt zu beherrschen, der im Deutschen Reich zur Maxime wurde, verlor auch die deutschsprachige Grippeforschung, die in Teilen noch stark der Bakteriologie verpflichtet war, ihren Führungsanspruch.[237]

Auf der anderen Seite führte der Zweite Weltkrieg zu heftiger Aktivität in Sachen Grippe. Das Pentagon fürchtete sich damals vor einer neuen Grippepandemie. Führende US-amerikanische Virologen wurden versammelt, die sich des Themas in der im Jahre 1941 gegründeten *Commission on Influenza* der *US Armed Forces* annehmen sollten. Es galt, Feldversuche zu unternehmen, um einen geeigneten Impfstoff zu entwickeln.[238] Dieser tat schließlich 1943 und 1945 gute Dienste, versagte jedoch bei nochmaliger Anwendung im Jahr 1947.[239] Gängige Praxis war es dabei, dieselbe 50-Milliliter-Spritze so lange zu benutzen, bis der Impfstoff verbraucht war – allenfalls die Stahlnadeln wurden gewechselt, mitunter aber auch nur mit 70-prozentigem Alkohol abgewischt. Über die Frage, wie viele Soldaten durch die Impfprozedur eine Leberentzündung davontrugen, kann nur spekuliert werden. Die Kenntnis der Übertragungswege der infektiösen Hepatitis gehörte noch nicht zum Allgemeingut.[240]

Den Kundigen verwies der Umstand, dass derselbe, zweimal zuvor erfolgreich eingesetzte Impfstoff im Nachkriegsjahr 1947 versagte, auf die Fähigkeit des Virus zum schnellen Mutieren. Diese Erkenntnis spielte schließlich eine Rolle, als es zur Gründung einer neuen internationalen Gesundheitsorganisation kam, die unter anderem das *Office International d'Hygiène Publique* ablöste: die Weltgesundheitsorganisation (WHO).

Im Sommer 1945 waren die Vereinten Nationen (UNO) ins Leben gerufen worden. Die Weltgesundheitsorganisation, die sich von 1946 bis 1948 formierte, sollte vor dem Schicksal der Gesundheitsorganisation des Völkerbundes bewahrt werden, die ihre Tätigkeit einstellte, als der Völkerbund dem Krieg zum Opfer fiel: Sie wurde der UNO von vornherein statutengemäß als eigenständige Organisation angegliedert.[241] Der umfassende und hehre Anspruch der WHO war schon zu Anfang deutlich. Das kam zum Ausdruck, als am 21. März 1946 im Palais d'Orsay in Paris jene weitreichende Definition von ›Gesundheit‹ formuliert wurde, die bis heute gültig ist.

Ihre Urfassung, die am 22. Juli 1946 Aufnahme in die Präambel der WHO-Satzung fand, lautete: »Gesundheit ist nicht nur die Abwesenheit von Gebrechlichkeit oder Krankheit, sondern auch ein Zustand physischer Fitness und geistigen und sozialen Wohlbefindens.«[242] Da diese umfassende Definition als Zielvorstellung formuliert wurde, sollte man annehmen, dass Infektionskrankheiten darin ihren Platz fanden. Influenza kam als Thema aber erst wieder auf Umwegen ins Spiel.

Der niederländische Abgesandte der Interimskommission der WHO[243] gab am 3. April 1947 in Genf zu bedenken, dass es nun ja auch darum gehen müsse, den Ausbruch einer Influenzapandemie zu unterbinden, der für die unmittelbare Zukunft keine »imaginäre Gefahr« darstelle. Man solle ein kleines Komitee bilden, das sich kundig mache.[244] Die nächste Sitzung der Interimskommission war für August und September angesetzt worden.

Zwischenzeitlich wurde ein Vertreter der Kommission zum Vierten Internationalen Kongress für Mikrobiologie entsandt, der vom 20. bis 26. Juli in Kopenhagen tagte. Siebzehn Wissenschaftler kamen dort zu Wort, um sich über das erstaunlich wandlungsfähige Grippevirus auszulassen. Der Abgesandte hörte sich alle Vorträge an, musste aber feststellen, dass sie mit der praktischen Frage der Influenzabekämpfung nichts zu tun hatten. Da man sich aber schon einmal versammelt hatte, wurde die Gelegenheit beim Schopf gepackt, sich in überschaubarer Runde über die praktischen Belange eines internationalen Zusammenschlusses in der Influenzafrage auszutauschen. Vierundfünfzig Mikrobiologen trafen sich also am 25. Juli im Kopenhagener *Rigsdag* – neun von ihnen bildeten das kleine Komitee, das der niederländische WHO-Abgesandte sich gewünscht hatte.

Es blieb schließlich dem britischen Teilnehmer der Runde überlassen, ein folgenschweres Memorandum niederzuschreiben.[245] Christopher Howard Andrewes (1896–1988) war für diese Aufgabe wie geschaffen.

Andrewes stammte aus einer angesehenen alteingesessenen britischen Familie. Sein Vater war Professor für Pathologie am berühmten Londoner Krankenhaus Saint Bartholomew's und Mitglied der Royal Society. Christopher Andrewes, großgewachsen, unsportlich und früh ergraut, war ein sehr britischer Charakter, der die vornehme Distanziertheit pflegte, es grundsätzlich ablehnte, offen seine Gefühle zu zeigen, und *small talk* nicht ausstehen konnte. In den Jahren 1924 und 1925 war er am

Rockefeller Institute in New York tätig gewesen. Wieder zurück in England, fand er seine Berufung, der er fortan sein Leben widmete: die Virologie. Dabei hat er sich fast ausschließlich mit Influenza und den Erkältungskrankheiten auseinandergesetzt. Ab 1940 war er Leiter der Abteilung für Bakteriologie im National Institute for Medical Research in der Londoner Vorstadt Hampstead.[246]

Andrewes war der Prototyp des Virologen, der es verstand, seiner Wissenschaft auch auf der internationalen Bühne von *Public Health* Geltung zu verschaffen. Der Preis dafür wird ihn nicht geschmerzt haben. Es war die eindeutige Abkehr von der Vorstellung einer sozialmedizinischen Betrachtung der Grippe zugunsten einer rein virologischen Herangehensweise.[247] Andrewes' Name stand geradezu ein für diese virologische Perspektive: Er war einer der drei Entdecker des Influenzavirus im Jahr 1933 gewesen.

Andrewes' Memorandum erreichte die in Genf tagende Interims-Kommission am 13. August 1947. Um ein »zweites 1918« zu verhindern, schrieb der Virologe aus Hampstead, »ist es vor allem nötig, die Epidemiologie der Influenza in der heutigen Zeit zu verstehen, in der Hoffnung, u. a. etwas in Erfahrung zu bringen über das Erscheinen der Mutanten und deren Verbreitung«. Ein internationaler Zusammenschluss tue not, der unter dem Dach der WHO realisiert werden könnte. Andrewes forderte die Errichtung eines Influenzazentrums, das sich administrativ und technisch mit drei Aufgaben beschäftigen sollte: Informationen zu sammeln und zu verbreiten, pathologisches Material zusammenzutragen und zu verteilen und eine Ausbildung auf die Beine zu stellen.[248] Die WHO-Interims-Kommission griff diese Vorschläge auf und erteilte Andrewes gleich selbst den Auftrag, das Welt-Influenzazentrum aufzubauen – mehr als 3 000 US-Dollar im Jahr durfte das Ganze aber nicht kosten ... Am 1. Dezember 1947 nahm die britische Regierung den Vorschlag an.[249]

Man begann also bescheiden in Hampstead, später in Mill Hill, im Welt-Influenzazentrum unter der Leitung Andrewes'. Der britischen Initiative schlossen sich im Winter 1947/48 auch die US-Amerikaner an. Sie gründeten selbst ein Influenzainformationscenter an den *National Institutes of Health* in Bethesda, Maryland. Im Winter 1948/49 wurden aus verschiedenen europäischen Ländern die ersten Meldungen über Influenzaausbrüche nach Mill Hill geschickt. Auch auf dem Postweg erreichten mikrobiologische Proben das Welt-Influenzazentrum.[250]

Richtig in Fahrt kam die internationale Überwachung der Influenzaaktivitäten jedoch erst in den 1950er-Jahren. Im Jahre 1952 entstand bei der WHO ein *Expert Committee on Influenza*, ab 1957 wurden Virusisolate und serologische Berichte in Mill Hill gesammelt. Ab dem Jahr 1967 beteiligte man Allgemeinmediziner und Internisten an der Überwachung, indem man mittels sogenannter *Sentinel*-Praxen – Beobachtungspraxen, die in einem Netzwerk zusammengeschlossen waren – Meldungen über die saisonalen Grippeerkrankungen zu sammeln begann. Im Laufe der Jahre schlossen sich viele Länder der Grippeüberwachung an. Im Jahr 1970 gab es bereits 85 Grippezentren in 55 Ländern. Zu Beginn des 21. Jahrhunderts existieren 110 nationale Influenzazentren in 82 Ländern und vier *WHO Collaborating Centers for Influenza*.[251] Seit 1973 treffen sich jedes Jahr im Februar die Experten der vier *WHO Collaborating Centers for Influenza* (aus den USA, Großbritannien, Australien und Japan) mit weiteren Vertretern aus anderen Staaten, um über die Zusammensetzung des saisonalen Impfstoffs zu beraten, der jeweils aus drei Komponenten besteht.[252]

Die Mittel der Influenza-Surveillance kamen zur Anwendung, als sich die beiden letzten Grippepandemien ereigneten, 1957/58 und 1968 bis 1970. Wie viele Menschen im Zuge dieser Pandemien, die sich an Gefährlichkeit nicht mit der Spanischen Grippe messen konnten, weltweit gestorben sind, ist nicht verzeichnet; es kursieren lediglich ungefähre Schätzungen, die von je einer bis vier Millionen Menschen reichen.[253] Große Furcht vor einer Pandemie, die der Spanischen Grippe gleicht, kam noch einmal 1976 auf, insbesondere in den USA. In Fort Dix hatten sich Soldaten mit einem sogenannten Schweinegrippevirus infiziert, das dem von 1918 sehr ähnlich war. Führende US-amerikanische Virologen empfahlen dem Präsidenten der Vereinigten Staaten eine Massenimpfaktion. Mehr als 40 Millionen Menschen erhielten die Vakzine gegen das Grippevirus. Eine Pandemie stellte sich nicht ein, die Aktion selbst war ein völliger Fehlschlag. Nachdem gehäuft als Nebenwirkung der Impfung eine aufsteigende Lähmung (Guillain-Barré-Syndrom) aufgetreten war, musste die Massenimpfung abgebrochen werden.[254] Warum das Virus bei aller Ähnlichkeit mit dem von 1918 keine Pandemie auslöste, konnte man damals nicht beantworten. So blieb als Fazit der Experten: Es muss noch wesentlich mehr (molekularbiologisch) geforscht werden.[255] Im darauffolgenden Jahr kam es tatsächlich zu einer Grippeepidemie, verursacht von einem Virus, das demjenigen von 1918 glich. Die Vermutung, das damalige Virus sei dem Kühlschrank eines Forschungslabors entwichen, ist inzwischen zu einem Treppenwitz der Virologen geworden.[256]

Das Guillain-Barré-Syndrom trat als Nebenwirkung der Grippeimpfung auch zu Beginn der 1990er Jahre (1992/93 und 1993/94) noch zweimal auf, jedoch in wesentlich milderer Ausprägung.[257] Insgesamt gilt der jeweilige Impfstoff gegen die saisonale Grippe inzwischen als sicher. Wer jemals an einem Guillain-Barré-Syndrom gelitten hat – aus welchem Grunde auch immer –, sollte von einer Impfung Abstand nehmen. In den meisten Ländern Europas und Nordamerikas gelten die Empfehlungen, dass Menschen ab dem 65. Lebensjahr, Heimbewohner, Menschen mit chronischen Erkrankungen, insbesondere von Lunge und Herz, sich ebenso impfen lassen sollten wie diejenigen, die sie ärztlich oder pflegerisch betreuen.[258] Untersuchungen der Impfraten haben jedoch ergeben, dass nicht einmal die Hälfte der chronisch Kranken (Asthmatiker in Großbritannien Anfang der 1990er-Jahre) und der Beschäftigten im Gesundheitswesen (Griechenland, Anfang 21.Jahrhundert) dem Folge leisten.[259]

Die Influenzasaison der nördlichen Hemisphäre dauert in der Regel vom Herbst bis zum Frühjahr, diejenige der südlichen Hemisphäre erstreckt sich häufig über das ganze Jahr.[260] Den unterschiedlichen Gegebenheiten von Nord- und Südhalbkugel wird seit 1998 durch die WHO Rechnung getragen. Seitdem werden getrennte Impfempfehlungen für den Norden und den Süden ausgesprochen.[261] Im ersten Jahrzehnt des 21.Jahrhunderts schließlich wird nach alternativen Herstellungswegen und nach einer Prä-Pandemie-Vakzine gesucht, die nicht gegen die saisonale Grippe wirkt, sondern gegen jene Viren, von denen man vermutet, dass sie für eine neue Pandemie verantwortlich sein würden. Der erste Impfstoff, der in die Produktion gegangen ist, ist in den USA entwickelt und im Frühjahr 2007 vom amerikanischen Staat aufgekauft worden.[262]

Schweine und Vögel

Die 1976 in den USA geäußerte Annahme, dass Schweine-grippeviren bei der menschlichen Grippe eine Rolle spielen, hat eine längere Vorgeschichte. Die virologische Grippeforschung nahm früh Tiere in ihren Fokus. Die vorherigen bakteriologischen Untersuchungen der Influenza registrierten erst spät, dass Tiere vielleicht nicht nur als Versuchsobjekte dienen können, sondern eventuell auch selbst von der Grippe betroffen waren. In den Jahren 1918 bis 1920 spielte das kaum eine Rolle. Ausnahmen gab es trotzdem: So bemerkte schon 1919 ein ungarischer Mediziner die Verwandtschaft der menschlichen Grippe mit der Schweinepest.[263] Im März desselben Jahres schrieb ein chinesischer Arzt aus Harbin in der Mandschurei, dass simultan mit der menschlichen Grippe im Oktober 1918 russische und chinesische Schweine ein Krankheitsbild boten, das russische Veterinäre als Influenza diagnostizierten.[264] Aber diese Beobachtungen waren Randnotizen, die kaum zur Kenntnis genommen wurden.

Die Humanmedizin war auf die Veterinärmedizin angewiesen, um Antworten auf virologische Fragen zur Grippe zu finden, die Mensch und Tier betrafen. Die Ausführungen eines US-amerikanischen Tierarztes namens Koen zu dem Thema hatten zunächst jedoch dasselbe Schicksal wie die Beiträge aus Ungarn und China: Sie fanden kein Echo in der Medizin – die

Humanmedizin wurde auf Koen erst ein Jahrzehnt später aufmerksam.

Wer war J. S. Koen? Wir wissen wenig über ihn. Koen war kein Wissenschaftler, sondern ein Praktiker. Er arbeitete – zumindest einige Jahre lang – als Veterinärmediziner in Iowa, demjenigen US-Bundesstaat mit der größten ›Schweineproduktion‹. Koen war spätestens seit 1913 angestellt als Inspektor beim *Bureau of Animal Industry*, der zentralen Bundesbehörde des US-amerikanischen Landwirtschaftsministeriums, die zuständig war für die Bekämpfung der Nutzvieh-Seuchen.

Das größte Problem der Schweineindustrie in Iowa war die klassische Schweinepest (engl. *hog cholera*), die seit 1833 regelmäßig aufgetreten war und erst 1978 in den USA als ausgerottet galt.[265] *Hog cholera* verursachte enorme wirtschaftliche Schäden. In den vierzig Jahren vor 1916 sollen es geschätzte 1,6 Milliarden Dollar gewesen sein. Im Jahr 1913 hatte das US-amerikanische Abgeordnetenhaus ein Programm in Höhe von 75 000 Dollar aufgelegt, um der Schweineindustrie zu helfen, das Problem in den Griff zu bekommen.[266]

Schon im Jahr 1906 hatten Mitarbeiter des *Bureau of Animal Industry* einen Impfstoff gegen das ›Virus‹ der Schweinepest entwickelt, der ab 1907 verwendet wurde. Im Jahre 1911 arbeitete ein anderer Tierarzt, Daniel E. Baughman (1867–1960), in der *Hog Cholera Station* in Ames in Story County/Iowa. Baughman, der einer aus Deutschland und der Schweiz emigrierten amischmennonitischen Familie entstammte und gegen den Willen seiner Eltern in Chicago Veterinärmedizin studiert hatte, zeichnete ein ausgesprochener Geschäftssinn aus. Er gründete 1912 die *Ames Vaccine Company*, die 1932 umbenannt wurde in *Fort Dodge Laboratories*. Baughman kaufte vom Staat die Impfproduktion, um sie von Ames aus zu vermarkten. Schon im Jahr 1912 produzierte er 55 000 Milliliter Serum. Der Markt war riesig. In Iowa gab es Ende des Ersten Weltkriegs ca. 10 Millionen Schweine.[267]

82

Zu Beginn des Jahres 1919 (und wahrscheinlich auch schon im Jahr 1918, als die Firma ein Viertel der registrierten Veterinäre Iowas belieferte und dabei 12 Millionen Milliliter *Anti-Hog Cholera Serum* umsetzte) war J. S. Koen Baughmans *Sales Manager* bei der *Fort Dodge Serum Company*.[268] Ob er diesen Job zur gleichen Zeit ausübte wie seine Tätigkeit im Staatsdienst oder ob er letztere bereits aufgegeben hatte, lässt sich nicht sagen. Noch in seiner Zeit als für Schweinepest zuständiger Inspektor des *Bureau of Animal Industry* machte er allerdings im Jahr 1918 eine Beobachtung, die er – sein persönliches Ethos gebot ihm das – nicht verschweigen konnte.

Seine Entdeckung wurde schon auf der Jahresversammlung der *U. S. Livestock Sanitary Association* im Dezember 1918 in Chicago vorgestellt.[269] Er selbst präsentierte sie schließlich auf dem Treffen der *Missouri Valley Veterinary Association* in Omaha/Nebraska im Juli 1919. Koen monierte vor seinen Kollegen die gängige Praxis, alle ernsten ›Virus‹-Erkrankungen der Schweine als *hog cholera* abzutun. Er beschrieb andere Schweine-Krankheiten, die dem Namen nach schon bekannt waren. Im Herbst und Winter des Jahres 1918 war ihm nun aufgefallen, dass Iowas Schweine dieselben Symptome gezeigt hatten wie die Menschen, die zu jener Zeit der Spanischen Grippe anheimgefallen waren. Die Schweine bekamen Fieber, eine Art pochende Atmung, fraßen drei bis fünf Tage lang nicht, und wenn sie der Krankheit erlagen, dann infolge einer Lungenentzündung. Er beschloss seine Ausführungen mit dem Satz, der inzwischen unter Grippeexperten einige Bekanntheit erlangt hat: »Es sah aus wie Grippe, es zeigte dieselben Symptome wie Grippe, es endete wie Grippe, und solange nicht bewiesen ist, dass es nicht Grippe war, halte ich an dieser Diagnose fest.«[270]

Koens Ausführungen wurden in einem Unterkomitee der Tagung kurz diskutiert. Ein Kollege äußerte barsch: »Diese Krankheit gibt es nicht unter Schweinen.« Koen rechtfertigte sich, seine Feststellung gründe auf Felduntersuchungen. Ein anderer Teilnehmer der Aussprache gab zu Protokoll, dass er mit Koens Standpunkt »sympathisiere«.[271]

Diese Sympathie wird Koen nicht viel genutzt haben. Die Zeiten waren hart. In den beiden Jahrzehnten nach dem Ersten Weltkrieg gestaltete sich die Preisentwicklung für die US-amerikanischen Farmer schwierig.[272] Diese neue Schweinekrankheit, für die man noch nicht einmal einen Impfstoff besaß, hätte dem Markt sicher noch mehr geschadet. Es scheint so, als musste Koen seinen Mut, eine neu entdeckte Krankheit nicht zu verschweigen, mit dem Karriereende bezahlen. Dan Baughman, der Chef der Serumgesellschaft, stellte noch 1919 einen neuen Verkaufsleiter ein, der aus Chicago kam und 1945 auch seine Nachfolge als Präsident der Firma antrat.[273] Von Koen hat man nichts mehr gehört, seine Spur verliert sich.

Seiner Entdeckung aus dem Jahre 1918 besann sich schließlich der aus Des Moines/Iowa stammende Tierpathologe Richard Edwin Shope (1901–1966). Shope begann in den 1920er-Jahren, sich mit Farmern aus seinem Heimatstaat zu unterhalten, um der Natur von Tierkrankheiten auf die Spur zu kommen. Ab 1926 war Shope als Wissenschaftler im Rockefeller-Institut in Princeton/New Jersey tätig. Als ab 1928 wieder gehäuft die Krankheit auftrat, die Koen als Grippe identifiziert hatte, stieß Shope, der die Schweinepest erforschte, auf Koens schnell in Vergessenheit geratenen Aufsatz aus dem Jahre 1919. Dies gab ihm den entscheidenden Hinweis auf Influenza. Zwei Jahre später konnte er schließlich ein ›filtrierbares Virus‹ der Schweinegrippe nachweisen, das zusammen mit dem von ihm postulierten Bakterium *Haemophilus influenzae suis* (Haemophilus influenzae des Schweins) verantwortlich sei für den Ausbruch der Krankheit, die die Namen *swine influenza* und *hog flu* erhielt.[274] Auf diese Forschungsergebnisse des Tierpathologen Shope[275] wurde der New Yorker Erforscher der Erkältungskrankheiten Alphonse

Raymond Dochez (1896–1964) aufmerksam, der großzügig von der Rockefeller Foundation unterstützt wurde.[276]

Christopher Andrewes aus London wiederum kannte Dochez seit 1930, als er seinen Vater, der während eines New York-Aufenthaltes erkrankt war, in der Klinik besucht hatte und sich bei der Gelegenheit im Rockefeller Institut am East River in Manhattan umsah.[277] Über Dochez erfuhr die Gruppe um Andrewes von Shopes Ergebnissen. Andrewes erhielt Proben des von Shope entdeckten Virus. Seiner Forschungsgruppe gelang in der Zeit der Grippeepidemie 1932/33 die Identifizierung des Grippevirus, nachdem sie dazu übergegangen war, Frettchen als Versuchstiere zu verwenden, die unter Laborbedingungen für Influenza empfänglich waren.[278] Der Brite Christopher Andrewes und der Amerikaner Dick Shope trafen sich daraufhin in Princeton und begründeten eine Freundschaft, die bis zu Shopes Tod anhielt.[279]

Die Grippe galt nunmehr als Infektionskrankheit, die zwischen Tier und Mensch übertragen werden kann (›Zoonose‹).[280] Auf dieser Grundlage entwickelte die Grippevirologie im Laufe der folgenden Jahrzehnte mit Mitteln der Serologie und später der Molekularbiologie ein komplexes Theoriegebäude. Die Oberflächen-Glykoproteine der Influenzaviren wurden entdeckt, als sogenannte Haemagglutinine und Neuraminidasen charakterisiert und zur Klassifikation mit ihren Initialen bezeichnet. So erhielt das Virus von 1918 die Bezeichnung H1N1. Die Vorstellung vom Virusgenom der Grippe als besonders wandelbar und ›plastisch‹ führte zu dem Ansatz, dass Änderungen entweder im Zuge einer kleineren genetischen Verschiebung (engl. *drift*) durch Punkt-Mutation oder im Zuge eines größeren Sprungs (engl. *shift*) durch *reassortment* vor sich geht. Der Begriff des *reassortment* soll dabei ausdrücken, dass die genetische Rekombination des Influenzavirus als Virus mit segmentiertem Genom vonstattengeht. Im klassischen Fall kreuzen sich zum Beispiel Vogelgrippeviren mit denen des Menschen im Schwein und bringen ein neues Virus hervor.[281]

Dass Vogelgrippeviren zu derselben Gruppe gehören wie die menschlichen Grippeviren und gleichfalls als Influenza A-Viren zu gelten haben, die gelegentlich ihre ›Wirtsspezifität‹ ändern können, ist erst seit Mitte des 20. Jahrhunderts bekannt. Ein Tübinger Virologe entdeckte den Zusammenhang 1955.[282] Die Geflügelpest oder Hühnercholera war damals eine altbekannte Krankheit. Viele Wissenschaftler hatten sich schon mit ihr beschäftigt, darunter mehr als siebzig Jahre zuvor Louis Pasteur (1822–1895).[283] Die infektiöse Natur der Tierseuche hatte 1878 als Erster ein Wissenschaftler aus Turin nachgewiesen.[284] Von 1901 bis 1903 identifizierten zwei italienische und eine österreichische Forschergruppe unabhängig voneinander ›filtrierbare Viren‹ als Verursacher der Geflügelpest.[285] Der späteren Spanischen Grippe unter den Menschen sehr ähnlich, spielte auch damals die Verfärbung des Körpers der Hühner eine Rolle, etwa wenn es hieß: »Der Kamm nimmt gewöhnlich eine violette Färbung an, die von den Rändern ausgeht oder Flecken an den Seiten bildet, bis er fast schwarz erscheint.«[286]

Der letzte große Seuchenzug der klassischen Geflügelpest (vom Subtyp H7N7 und H7N1) ereignete sich 1928/29.[287] Die Erkenntnis von 1955, dass es sich bei den Geflügelpestviren um Influenzaviren handelte, rief viele Jahre lang keine besondere Besorgnis hervor. Die Vorstellung, Menschen könnten von ihnen direkt betroffen sein, existierte noch nicht. Nach und nach wurden auch bei anderen Tierarten Influenzaviren entdeckt. Dass Wildenten ein natürliches Reservoir für Influenza A-Viren darstellen, fand man 1974 heraus.[288] Sieben Jahre später wurde die Bezeichnung ›Geflügelpest‹ durch ›hochpathogene Influenzavirus-Infektion‹ ersetzt.[289] Lange Zeit bestand jedoch kein Zweifel daran, dass das Virus nur für Geflügel hochpathogen, also sehr krankmachend sei.[290] Das änderte sich 1997. Bis dahin waren sich alle Virologen einig: Ein aviäres Influenzavirus kann nicht direkt auf den Menschen übertragen werden, was auch umgekehrt galt. Im Mai 1997 war es jedoch erstmalig zu einem Fall gekommen, bei dem ein Mensch direkt durch ein aviäres Influenzavirus an Grippe (›Vogelgrippe‹) erkrankt war. Die Typenbezeichnung des Virus, H5N1, ist seitdem zum Insignium der Angst vor einer neuen Grippepandemie geworden. Wenn das Virus dereinst nicht nur vereinzelt vom Geflügel auf den Menschen übertragen wird, sondern von Mensch zu Mensch wandert[291], könnte es eine Pandemie vom Typ der Spanischen Grippe hervorrufen – vorausgesetzt, es ist so gefährlich wie das damalige Virus.[292]

Ist es aber so gefährlich? Seit Mitte der 1990er-Jahre beschäftigt sich die virologische Archäologie mit dieser Frage. Die ›Fundstücke‹ dieser ›Archäologie‹ sind Gewebeproben aus alten Sammlungen oder von exhumierten Leichen. Die Proben werden mit den Mitteln der Molekularbiologie, insbesondere mit der sogenannten Polymerase-Kettenreaktion (PCR) nach Virusgenomen untersucht.

Erste Exhumierungen zum Zwecke der Grippeforschung hatten schon 1951 Forscher in einem Inuit-Fischerdorf, das heute Brevig Mission genannt wird, auf der Seward-Halbinsel in Alaska vorgenommen. Es waren wiederum Wissenschaftler aus Iowa gewesen, die damals im Permafrost Alaskas Leichen ausgruben, um die Rätsel der Grippe zu lösen. Die technischen Möglichkeiten, diesen Proben ihre Geheimnisse zu entringen, waren jedoch beschränkt. Man fand keine Grippeviren, lediglich Pneumokokken und Haemophilus influenzae ...[293]

Mitte der 1990er-Jahre waren die hochentwickelten Apparate der Molekularbiologie verfügbar, die ein solches Projekt aussichtsreicher erscheinen ließen. Ein Militärpathologe des US-amerikanischen Armed Forces Institute of Pathology, der inzwischen im National Institute of Allergy and Infectious Deseases

in Rockville tätig ist, machte sich daran, brauchbare Proben auf-
zutreiben und sie erneut unter die Lupe zu nehmen: Jeffrey Taubenberger.[294] Taubenberger erhielt dabei Unterstützung von
einem der Teilnehmer der Mission von 1951, dem Schweden Johan Hultin. Hultin machte sich 1997 ein zweites Mal auf nach
Alaska und steuerte Gewebeproben bei, die er auf eigene Faust
erneut ausgrub. Eine Ausgrabungsaktion eines großen For-
schungsteams auf Spitzbergen im Sommer 1998 hingegen blieb
im Wesentlichen ohne Erfolg.[295]

Nach jahrelanger Kleinarbeit konnte Taubenberger im Oktober 2005 mit der virologischen Sensation aufwarten, dass das
Virus der Spanischen Grippe nicht durch Reassortment (vermittels des Schweins) entstanden war, was man zuvor angenommen
hatte. Stattdessen formulierte er die Hypothese, dass es sich um
ein Virus handelte, das direkt von Vögeln auf Menschen übergegangen war. Außerdem war es Taubenberger und anderen
möglich, das gesamte Virusgenom des H1N1-Virus vom Herbst
1918 zu rekonstruieren und an Mäusen, Hühnereiern und Bron-
chial-Schleimhautzellen zu erproben. Dabei stellte sich heraus,
dass es demnach in der Tat ein sehr pathogener H1N1-Typ gewesen sein muss, der zwischen 1918 und 1920 sein Unwesen ge-
trieben hatte.[296] Spätestens seit dies im Herbst 2005 kundgetan
wurde, wird allerorten vor einer neuen Pandemie gewarnt, die
– wegen der ungleich entwickelteren Transportwege in der globalisierten Welt – die Spanische Grippe in ihren verheerenden
Auswirkungen noch um ein Vielfaches übertreffen könnte. Diese Grippe wäre dann voraussichtlich eine Vogelgrippe. Das massenhafte Sterben insbesondere jüngerer Menschen, das im Pan-
demiefall eintreten könnte, wird heute immunologisch als Folge
eines massiven Angriffs von Immunzellen auf das Lungengewe-
be im Sinne eines *Zytokin-Sturms* gedeutet.[297] Da die neuen Ergebnisse das alte Theoriegebäude nur noch zum Teil stützen,
haben Experten darauf hingewiesen, dass jetzt viele Fragen neu

gestellt und beantwortet werden müssen. Die Frage, wann es voraussichtlich zu einer neuen Pandemie kommen wird, kann im Lichte der neuen Erkenntnis gegenwärtig kein Fachmann beantworten.[298]

Denkbar ist jedoch eine neue Pandemie durch Influenza, die derjenigen von 1918 bis 1920 ähnelt. Gesetzt den Fall, es kommt zu einer neuen Grippepandemie und deren Erreger ist vom Typ H_5N_1, dann könnte es sein, dass diese neue Pandemie die Spanische Grippe, die eine Vogelgrippe gewesen sein soll, noch um ein Vielfaches in ihren desaströsen Auswirkungen übertreffen würde. Für diesen Fall der Fälle gilt es, gewappnet zu sein. Wie dann prinzipiell verfahren werden soll, dazu existiert ein Plan der WHO, der 1999 veröffentlicht und 2005 überarbeitet worden ist.[299] Auch der deutsche Nationale Influenzapandemieplan vom Juli 2005 orientiert sich an den Empfehlungen der WHO.[300] Das mögliche Pandemieszenario wurde in Deutschland zuletzt in einer virtuellen Übung namens ›Länderübergreifende Krisenmanagement Exercise 2007‹, kurz *Lükex 07* durchgespielt. Dabei ging es unter anderem um die Verteilung von antiviralen Medikamenten und das Thema Schulschließungen.[301]

Dass gerade Schulkinder eine zentrale Rolle bei der Einführung der Grippe zu Beginn einer Epidemie spielen, ist seit langem bekannt.[302] In Japan war diese Erkenntnis nach den Erfahrungen mit der Asiatischen Grippe von 1957/58 bereits in den 1960er-Jahren folgenreich. Von 1962 bis 1987 sind dort die meisten Schulkinder alljährlich gegen Grippe geimpft worden. Einer neueren Untersuchung zufolge hat dies die Übersterblichkeit an Grippe in der gesamten Bevölkerung nachweislich gesenkt.[303]

Gleichzeitig zeigt das japanische Beispiel aber auch, was passieren kann, wenn man alle medikamentösen Möglichkeiten unkritisch anwendet. Eines der neueren Mittel gegen Grippe, der Wirkstoff Oseltamivir (Tamiflu®), kann sowohl

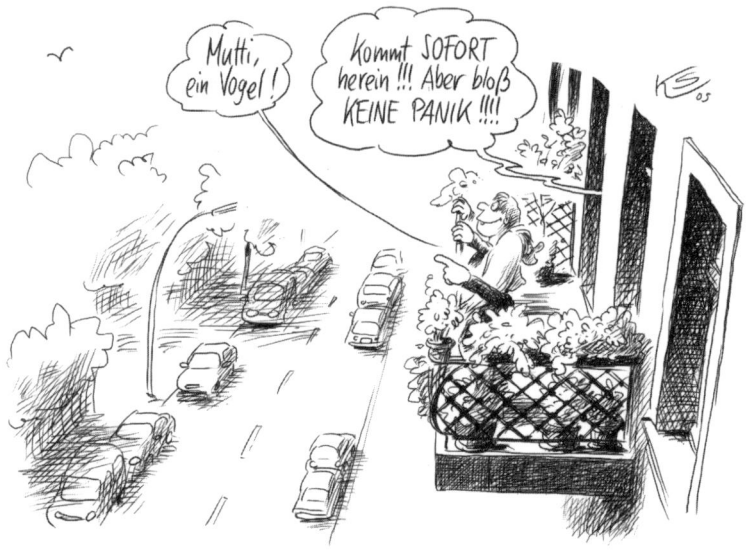

Karikatur von Klaus Stuttmann im September 2005, auf dem Höhepunkt der Vogelgrippen-Hysterie

prophylaktisch als auch innerhalb von zwei Tagen nach dem Auftreten von Grippesymptomen verabreicht werden. Wie wirksam es tatsächlich im Fall einer H5N1-Pandemie sein würde, vermag niemand genau vorauszusagen. Die Furcht vor einer todbringenden Grippeerkrankung verführte jahrelang insbesondere viele Japaner dazu, Oseltamivir einzunehmen – Japan ist (zumindest bis zum Jahr 2007) das Land mit dem höchsten Oseltamivir-Verbrauch. Unter der Einnahme des Mittels kam es schließlich gerade bei Schulkindern ab zehn Jahren zu neurologischen Nebenwirkungen, von Krampfanfällen über Verwirrtheit bis hin zu Suizidalität. Es häuften sich Meldungen wie die vom März 2007 über einen Zwölfjährigen, der unter Tamiflu-Einfluss aus dem zweiten Stock eines Gebäudes sprang. Er überlebte glücklicherweise.[304] Gerade als Folge der unnötigen,

90

massenhaften Einnahme von Tamiflu scheinen die Viren zu beginnen, gegen die Mittel resistent zu werden. Wenn diese Entwicklung fortschreitet, könnte sich die gesamte Wirkstoffgruppe in Zukunft als wirkungslos erweisen.[305]

All das zeigt: Es ist letztlich ein schmaler Grat zwischen vernünftigem Schutz gegen die Grippe und übertriebenem Aktionismus – auch wenn diese irgendwann wieder als Pandemie auftreten kann.

Geschichte und Erinnerung

Die Geschichtsschreibung zur Spanischen Grippe hat verschiedene Phasen durchlaufen. Gerade in den ersten Jahrzehnten nach der Pandemie hat sie selten direkt Bezug genommen auf ein gemeinschaftliches, kommunikatives Gedächtnis an die Grippe – außer indirekt im Fachgespräch unter Medizinern im engeren Sinne. In vielen Ländern hat sich kein bleibendes kulturelles Gedächtnis an die Ereignisse entwickelt, die mit der Spanischen Grippe einhergingen. Wie sehr die Geschichtsschreibung über die Grippe häufig von lebendiger Erinnerung an die Spanische Grippe geschieden ist, zeigt auch das Projekt einer großen populären Darstellung der Influenza 1918 aus der Feder des 1924 in London geborenen und in der Grafschaft Surrey aufgewachsenen Richard Collier. Das ist auch deshalb beachtlich, weil Collier bereits über einen Begriff von der Bedeutung der Erinnerung verfügte, bevor er sich des Grippethemas annahm.[306] Diesen Begriff hatte er in einem sozusagen privaten Rahmen entwickelt.

A House Called Memory, so lautet der Titel eines Buches aus dem Jahr 1961, das Collier verfasste, als er sich längst als Schriftsteller etabliert hatte.[307] Mit 18 Jahren trat Collier der Royal Air Force bei. Als Kriegsberichterstatter bereiste er wiederholt den Fernen Osten. Dies brachte ihm auch zeitweilig die Mitherausgeberschaft des südostasiatischen Militärmagazins *Phoenix* des

Grafen Louis Mountbatten von Burma ein. Zurück in England, wechselte er die Fronten und gab zwei Jahre lang eine Illustrierte heraus, das monatlich erscheinende britische *Town and Country*-Magazin. Danach richtete er sich auf eine Tätigkeit als freier Journalist ein und schrieb für europäische und US-amerikanische Zeitschriften, unter anderem für die *Saturday Evening Post* aus den USA und *Lilliput* aus Großbritannien. Klassische ›Männerthemen‹ wurden von ihm bedient im *Cavalier* und in *Sports Illustrated*. Weitere Beiträge erschienen in der Abonenntenzeitschrift *Reader's Digest*. Außerdem versuchte er sich an fiktionaler Literatur.[308] Colliers Leidenschaft blieb jedoch die neueste politische und Militärgeschichte, über die er zahlreiche populärwissenschaftliche Bücher schrieb, in denen es um Spionage im Zweiten Weltkrieg ging, den Krieg gegen Feldmarschall Rommel in Nordafrika, den *Duce* Benito Mussolini, die Berlin-Blockade, aber auch die indische Sepoy-Rebellion gegen die britische Ostindien-Gesellschaft im Jahre 1857 – allesamt Stoffe, die als ›Dramen‹ der Geschichte gelten konnten und von ihm auch so bearbeitet wurden.[309] Dabei wurde es zu seiner Methode, möglichst viele Augenzeugenberichte in die Darstellung einzubauen.[310]

A House Called Memory von 1961 hingegen ist Colliers Darstellung seiner wohlbehüteten Jugend in England. Die Jahre nach dem Ersten Weltkrieg spielen in der Autobiographie keine Rolle und tauchten nur am Rande auf, beispielsweise in Gestalt eines alten Daimler von 1919, von dem erzählt wird, dass man ihn in der lokalen Autowerkstatt ausleihen konnte.[311]

Die Jahre 1918/19 erregten schließlich in den frühen 1970er-Jahren Colliers Interesse, als er die Spanische Grippe in den Blick nahm. Das war ein Thema, über das man ein packendes Buch schreiben konnte. Nun wollte er nah am Geschehen sein. Er stellte ein Forschungsteam zusammen, das in verschiedenen Ländern der Erde durch Befragungen und Briefe persönliche

Erinnerungen von Überlebenden der Monate Oktober 1918 bis Januar 1919 zusammentrug. Auf Grundlage der Zeugnisse von mehr als 1700 Zeitzeugen schrieb Collier dann sein Grippebuch – im *Reader's Digest*-Stil. Inspiriert durch historische Dokumente hieß es darin beispielsweise über einen kranken Soldaten, der von einem namhaften britischen Arzt konsultiert wurde: »Der Patient hatte das Bewusstsein verloren, als der bedeutende Arzt sein Bett erreichte. Aber in diesem Zustand hätte es kaum einen Unterschied gemacht. Seit Stunden war er ins Koma abgeglitten, das dem Tod vorausging, unter Zuckungen gleich den Konvulsionen eines Mannes mit einer Strychnin-Vergiftung, während die Finger ohne Rast an der Decke zupften: ein anonymer britischer Tommy, so moribund, dass er unfähig war zu realisieren, dass ein Mann, dessen Urteile von Königen und Staatsmännern geachtet wurden, nun neben seinem Bett stand.«[312]

Das Buch, das so packende Überschriften aufweist wie »Der Einzige, der es weiß, ist Gott« oder »Doktor! Doktor! Tu irgendwas!«, erhielt den Titel *The Plague of the Spanish Lady* – ›die Seuche der spanischen Dame‹. Die *Spanish Lady* ging zurück auf eine zeitgenössische dänische Karikatur (siehe Frontispiz dieses Buches), in der ein Friedensengel zerknirscht lamentiert, dass niemand etwas mit ihm zu tun haben wolle, während eine vorbeistolzierende, in Schwarz gewandete Dame, »diese abscheuliche spanische Frau«, überallhin gehen könne. Diese Zeichnung machte Collier quasi zum Motto für sein Buch.[313] Es enthält, obwohl man manche wissenschaftlichen Einwände gegen seine Schilderungen erheben kann, zahlreiche persönliche Erinnerungen von Überlebenden und hat daher für die Geschichtsschreibung einen eigenen Wert.

Das Projekt war offensichtlich durch die Annahme motiviert, dass es solcherlei persönliche Erinnerungen in großer Menge geben müsse. Der Autor legte dabei ein Gespür für ein

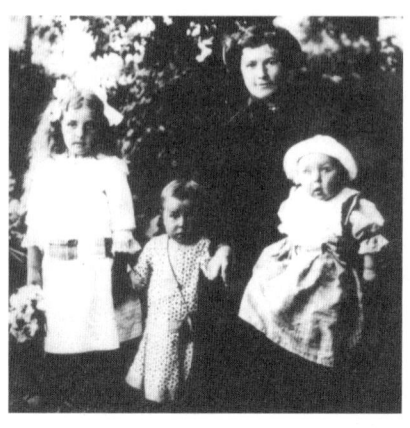

Maria Voskuhl und ihre Kinder auf einem Familienphoto

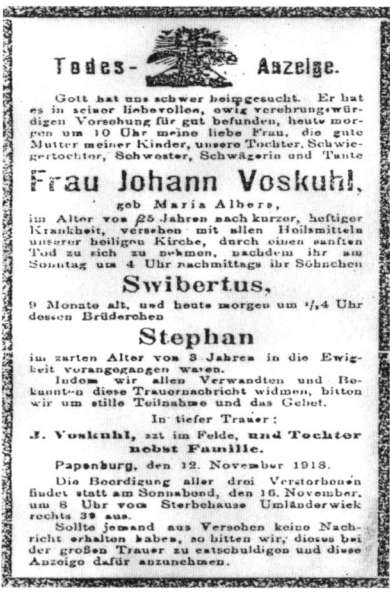

Todes- Anzeige.

Gott hat uns schwer heimgesucht. Er hat es in seiner liebevollen, ewig verehrungswürdigen Vorsehung für gut befunden, heute morgen um 10 Uhr meine liebe Frau, die gute Mutter meiner Kinder, unsere Tochter, Schwiegertochter, Schwester, Schwägerin und Tante

Frau Johann Voskuhl,

geb. Maria Albers,

im Alter von 25 Jahren nach kurzer, heftiger Krankheit, versehen mit allen Heilsmitteln unserer heiligen Kirche, durch einen sanften Tod zu sich zu nehmen, nachdem ihr am Sonntag um 4 Uhr nachmittags ihr Söhnchen

Swibertus,

9 Monate alt, und heute morgen um ¼ Uhr dessen Brüderchen

Stephan

im zarten Alter von 3 Jahren in die Ewigkeit vorangegangen waren.

Indem wir allen Verwandten und Bekannten diese Trauernachricht widmen, bitten wir um stille Teilnahme und das Gebet.

In tiefer Trauer:

J. Voskuhl, zzt im Felde, und Tochter nebst Familie.

Papenburg, den 12. November 1918.

Die Beerdigung aller drei Verstorbenen findet statt am Sonnabend, den 16. November, um 8 Uhr vom Sterbehause Umländerwiek rechts 39 aus.

Sollte jemand aus Versehen keine Nachricht erhalten haben, so bitten wir, dieses bei der großen Trauer zu entschuldigen und diese Anzeige dafür anzunehmen.

Todesanzeige von Maria, Swibertus und Stephan Voskuhl auf dem Höhepunkt der Grippewelle in Papenburg/Ems 1918

aufsehenerregendes Thema an den Tag, das als verschüttet gelten konnte. Durch die eher gefällige und klischeehafte Darstellung, die für Collier typisch war, geriet die ›Spanische Lady‹ jedoch zu einem Buch, das die Spanische Grippe wie eine große Katastrophe zeichnete, die kein eigenes Gesicht hatte und insofern anderen großen Katastrophen glich. Durch Colliers Buch geriet die Spanische Grippe gleichwohl wieder auf die Tagesordnung der Geschichtswissenschaft. Diese wiederum – bis dahin war die Geschichtsschreibung zur Spanischen Grippe noch epidemiologisch ausgerichtet – hat Colliers dramatisierenden Zugang zu den mit der Seuche verknüpften Ereignissen schließlich hinter sich gelassen. Was darauf folgte, waren historische Betrachtungen, die sozialwissenschaftlich und ökologiehistorisch akzentuiert waren. Insbesondere seit 1975 sind viele lokale, regionale und Städtestudien zur Spanischen Grippe entstanden. Allmählich beginnt die Grippe zaghaft, ihren Platz in der Geschichtswissenschaft zu behaupten.

Unterdessen ist gegen Ende des 20. Jahrhunderts ein neuer Zugang zur Grippegeschichte in den Vordergrund gerückt, den der südafrikanische Historiker Howard Phillips als ›wissenschaftliche Sage‹ bezeichnet hat.[314] Medienwirksam erscheint vor allem die virologische Archäologie, die sich der physischen Überreste der Verstorbenen bedient, als Disziplin, die Antworten auf lange gestellte Fragen verspricht. Das Thema Grippe steht auf der Tagesordnung, und die Grippevirologie schreibt ihre eigene Geschichte. Die viroarchäologischen Funde lösen schriftliche Quellen als Grundlage dieser Geschichtsschreibung ab, sodass historiographisches Schrifttum im Wesentlichen nur noch als marginales oder veraltetes Beiwerk benötigt wird. Die allgemeine Geschichtswissenschaft leistet dazu ihren Beitrag, indem sie in den Überblicksdarstellungen der damaligen Zeit die Grippe in der Regel entweder als Randphänomen oder gar nicht abhandelt. Darüber verändert sich auch die Erinnerung an die Spanische Grippe – insofern diese überhaupt existierte. Zwar gibt es in verschiedenen, vorrangig mündlichen Kulturen lebendige Erinnerungen an die große Seuche des Jahres 1918. So konnten Einwohner Purworejos auf Java einem westlichen Forscher Mitte der 1980er-Jahre anschaulich von der damaligen Krankheit berichten, zum Beispiel in der knappen, aber charakteristischen Wendung: »Morgens krank, abends tot; abends krank, morgens tot.«[315] Insbesondere in der westlichen Welt gibt es jedoch kein Archiv, kein Denkmal zur Spanischen Grippe, es existiert kein zeitgenössisch begründetes kulturelles Gedächtnis von der Grippe 1918–1920.[316] Dadurch ist die heutige *Erinnerung* an diese Seuche so ›erfunden‹ wie der Schottenrock als uralte *Tradition*, die den Schotten zugeschrieben wurde, zu späterer Zeit ›erfunden‹ worden ist.[317]

Warum das so ist, ist schwer zu ergründen. Es erscheint naheliegend, vorrangig die Kriegsumstände verantwortlich zu machen, die alles andere überschatteten.[318] Andererseits ist darauf hingewiesen worden, dass die verheerende Influenzapandemie Politikern und Medizinern so wenig Grund zum Selbstlob bot, dass sie aktiv daran gearbeitet hätten, die Pandemie dem Vergessen anheimfallen zu lassen.[319] Dem deutschen Landsturmmann Gerhard Velburg, der seine Erlebnisse in einem Kriegstagebuch festhielt, wurden beispielsweise im Juli 1918 weitere Aufzeichnungen verboten: Er musste das Tagebuch auf »strengen Befehl« hin nach Hause schicken.[320] Aus den nicht durch den Zweiten Weltkrieg vernichteten deutschen Archivalien aus Armeebeständen lässt sich nur ein Bild der ersten Welle der Grippe zeichnen, die zweite, desaströse Welle kommt darin quasi gar nicht vor.

Der Erste Weltkrieg ist der Dreh- und Angelpunkt der Spanischen Grippe. Es war wohl nur eine Frage der Zeit, bis jemand die These aufstellte, dass eine neue ›Spanische‹ Grippe nur unter ähnlich apokalyptisch anmutenden Zuständen auftreten könnte, wie sie in den Materialschlachten des Ersten Weltkriegs herrschten. Im Jahr 2000 hat ein US-amerikanischer Evolutionsbiologe genau das behauptet.[321]

Wenn es einen *lieu de mémoire*[322], einen Gedächtnisort der Spanischen Grippe gibt, dann sind es die Schützengräben des Ersten Weltkriegs.[323] Wer sich nicht mit Scheingewissheiten zufriedengibt, muss jedoch feststellen, dass der historische Zusammenhang bislang einer überzeugenden Erklärung harrt – sofern eine solche Erklärung überhaupt möglich ist. Niemand kann bislang belegen, dass die Spanische Grippe in den Schützengräben entstanden ist.

Wenn andererseits die Frage aufgeworfen wird, welche Grundbedingungen für den neuerlichen Ausbruch einer ähnlich entsetzlichen Pandemie erfüllt sein müssten, fällt bald das

Stichwort der Massentierhaltung in der globalisierten Welt. Die in vielen offiziellen Verlautbarungen gängige Feststellung, das enge Zusammenleben von Mensch und Tier in Asien sei der Nährboden für die rapide Verbreitung der hochpathologischen Variante von H5N1, rief Kritik hervor. Im November 2006 hat ein US-amerikanischer Gesundheitswissenschaftler dem Thema ein Buch gewidmet und diese Kritik artikuliert. In seiner Monographie unterstreicht Michael Greger, dass die moderne Tierhaltung die Übertragung und Evolution aviärer Influenza (Vogelgrippe) erleichtert. Das H5N1-Virus finde jetzt also die richtige Umgebung vor, um sich zu noch aggressiveren Formen zu entwickeln.[324] Schuld an der großen Gefahr, die durch H5N1 für den Menschen ausgeht, ist demnach nicht das enge Zusammenleben von Mensch und Tier als solches, sondern der Umgang des Menschen mit dem Geflügel in der Massentierhaltung. Der industrialisierte, unmenschliche Umgang mit den Tieren entspricht laut Greger den Auswirkungen des Stellungskrieges bis zum Jahr 1918 auf den Menschen.

Ist eine Pandemie für die Menschheit also unausweichlich? Die Antwort lautet: wahrscheinlich ja. Was aber ist eine Pandemie? Die Antwort ist weniger einfach, als es zunächst erscheinen mag. Bemühen wir kurzerhand die Altmeister der Grippevirologie, um wenigstens begrifflich Klarheit zu gewinnen. Richard Shope definierte Pandemie 1958 als eine extensiv epidemische Krankheit, wobei dadurch nichts über die Schwere der auftretenden Krankheit ausgesagt sei.[325] Der australische Veterinärmediziner William S. Beveridge, der 1947 zusammen mit Andrewes im Kopenhagener Influenzakomitee saß, ergänzte 1977, dass die Grippevirologen dazu übergegangen seien, nur noch weltweite Epidemien, die durch einen Subtyp des Virus Typ A ausgelöst werden, als Influenzapandemien anzusehen.[326] Edwin D. Kilbourne, der 1976 den US-Präsidenten in virologischen Fragen beriet, schrieb 1977, dass sich die Schwere der

Krankheit im individuellen Fall in Zeiten einer Pandemie nicht notwendigerweise unterscheiden müsse von derjenigen, die in interpandemischen Zeiten beobachtet werden könne.[327] Diese Erkenntnisse stellen keinen Freibrief dar, die Gefahr einer Grippepandemie zu verharmlosen, gleich der Rede von der Modekrankheit der Jahre 1890 oder 1918. Man darf jedoch in Betracht ziehen, dass eine H5N1-Pandemie nicht in jedem Fall Formen annehmen muss, die die Spanische Grippe an Grausamkeit übertreffen würden und die Weltwirtschaft zusammenbrechen ließen und so weiter.[328] Diesen Schluss lassen auch Gregers Untersuchungen nicht zu. Selbst wenn in den Legebatterien neue, tödliche Viren entstehen, ist damit nicht absehbar, was das für den Menschen zur Folge hat. Das massenhafte Sterben und Töten von Tieren hingegen wirft vielmehr ethische Fragen auf.

In der heutigen Betrachtung der Grippe führt kein Weg vorbei an der Virologie und Epidemiologie. Darüber kann man beispielsweise erfahren, dass nicht-medikamentöse Interventionen im Falle einer Pandemie (wie die Isolation Kranker, das Schließen öffentlicher Einrichtungen, das Tragen geeigneter Masken) möglicherweise doch einen ernstzunehmenden hemmenden Effekt auf die Ausbreitung der Seuche haben können.[329] Biostatistische Berechnungen lassen darüber hinaus erwarten, dass sich bei einer heutigen Pandemie ca. 96 Prozent der Todesfälle in Entwicklungsländern ereignen würden.[330]

Neben der Binnensicht dieser wissenschaftlichen Disziplinen gibt es aber auch eine Außensicht, die die ›Erinnerung‹ an die Spanische Grippe maßgeblich konstituiert. Diese medial vermittelte Außensicht ist gegenwärtig – vereinfacht ausgedrückt – auf den Anspruch fokussiert, dass wir kollektiv und mental auf der Suche sein müssen nach *dem* Killervirus, das die Welt bedroht. Das ist nun allerdings der Plot einer Abenteuergeschichte, der keine besondere Qualität attestiert werden kann. Was sachlich daran festzuhalten bleibt, ist die Erkenntnis, dass der Umgang mit einer Bedrohung im Konjunktiv schwierig ist. Die Außensicht bleibt beschränkt, wenn sie allein virologischer Art ist.

Das letzte Wort in diesem Buch soll ungeachtet dessen ein Virologe haben – oder besser: sein Haustier. Edwin D. Kilbourne ist im Jahr 1981 kurzzeitig unter die Hobby-Dichter gegangen. Er wollte seine Eindrücke nach jahrelangem Studium des Influenzavirus schildern. Zu diesem Zwecke reimte er einen längeren Rundgesang ohne Kadenz, der imaginär vom Influenzavirus angestimmt wurde. Seine letzten Zeilen lauten:

The epidemics come and go
As regular as winter snow.
And people cough and people die
And all of you still wonder why.
I'm so perverse and ever mutable
And so eternally unscrutable.
But think about just what you'd do
If there were really
No more flu![331]

Epidemien kommen und gehen
So regelmäßig wie des Winters Schnee.
Und Menschen husten und Menschen sterben
Und man wundert sich noch immer warum.
Ich bin so pervers und mutiere ständig,
Bin undurchschaubar bis in alle Ewigkeit.
Doch man stelle sich vor, was man nur täte,
Gäbe es denn tatsächlich
Keine Grippe mehr!

Anmerkungen

1   Carol R. Byerly: *Fever of War. The Influenza Epidemic in the U.S. Army during World War I.* New York, London: New York University Press 2005, S. 6, 97.

2   Nolf, Spehl, Colard, Firket: ›L'épidémie de grippe à l'Armée de compagne belge‹, in: *Archives Médicales Belges*, Januar/Februar 1919, S. 1 und 149, zusammengefasst in: *Bulletin Mensuel/Office International d'Hygiène Publique* 11 (1919), S. 796–798.

3   Alfred W. Crosby: *America's Forgotten Pandemic. The Influenza of 1918.* Cambridge, New York: Cambridge University Press, 2. Aufl. 2003, S. 18–26.

4   Gerhard Velburg: *Rumänische Etappe. Der Weltkrieg, wie ich ihn sah.* Minden i. W., Berlin, Leipzig: Wilhelm Köhler 1930, S. 311–312.

5   Wilfried Witte: *Erklärungsnotstand. Die Grippe-Epidemie 1918–1920 in Deutschland unter besonderer Berücksichtigung Badens.* Herbolzheim: Centaurus 2006, S. 67; J. S. Oxford, A. Sefton, R. Jackson et al.: ›World War I may have allowed the emergence of Spanish »influenza«‹, in: *The Lancet Infectious Diseases* 2 (2002), S. 111–114.

6   H. E. Robertson: ›Influenzal Sinus Disease and its Relation to Epidemic Influenza‹, in: *Journal of the American Medical Association* 70 (1918), S. 1533–1535.

7   H. Sahli: ›Ueber die Influenza‹, in: *Correspondenz-Blatt für Schweizer Aerzte* 49 (1919), S. 2.

8   *The Times* vom 28. 5. 1918.

9   *The Times* vom 26. 6. 1918.

10 Beatriz Echeverri: ›Spanish Influenza seen from Spain‹, in: *The Spanish Influenza Pandemic of 1918–19: New Perspectives.* Hrsg. v. Howard Phillips, David Killingray. London, New York: Routledge 2003, S. 173. – Vgl. auch Manuel Martín de Salazar: ›La Grippe en Espagnol‹, in: *Bulletin Mensuel/Office International d'Hygiène Publique* 10 (1918), S. 887–890.

11 Ricardo Jorge: ›La Grippe‹, in: *Bulletin Mensuel/Office International d'Hygiène Publique* 11 (1919), S. 359.

12 *Ouvre*, zit. nach: *Badische Landeszeitung* vom 1. 7. 1918.

13 Gottlieb, in: *Berliner Tag*, zit. nach: *Badische Landeszeitung* vom 6. 7. 1918.

14 *Freiburger Zeitung* vom 14.7.1918.

15 ›Typhus and Influenza in Spain and Portugal‹, in: *Journal of the American Medical Association* 71 (1918), S.296.

16 ›Cuba Letter (15.Juli 1918)‹, in: ebd., S.297.

17 A. Francis Coutant: ›An Epidemic of Influenza at Manila, P.I.‹, in: ebd., S.1566–1567.

18 T.R.Little, C.J.Garofalo, P.A.Williams: ›The Absence of B. Influenzae from the Upper Air Passages in the Present Epidemic‹, in: *Lancet* 191 (1918), S.34.

19 G.v.Bergmann: ›Die spanische Influenza ist Influenza vera‹, in: *Deutsche Medizinische Wochenschrift* 44 (1918), S.933–935.

20 Wilfried Witte: *Erklärungsnotstand* [wie Anm.5], S.81–85.

21 Louis Martin: ›L'épidémie de grippe de Brest‹, in: *La Presse Médicale* vom 24.10.1918, S.698, zusammengefasst in: *Bulletin Mensuel/Office International d'Hygiène Publique* 11 (1919), S.77.

22 Howard Phillips, David Killingray: ›Introduction‹, in: *The Spanish Influenza Pandemic of 1918–19* [wie Anm.10], S.6–7.

23 Nach Informationen von Jürgen Müller (Hannover). Aus den Forschungen für eine geschichtswissenschaftliche Dissertation zur Grippe. Die Aussage beruht auf der Auswertung von Schiffstagebüchern im Public Record Office in Kew, London.

24 Howard Phillips, David Killingray: ›Introduction‹, in: *The Spanish Influenza Pandemic of 1918–19* [wie Anm.10], S.6–7.

25 Patricia J.Fanning: *Disease and the Politics of Community: Norwood and the Great Flu Epidemic of 1918*. Phil.Diss.Boston College 1995, S.98–99.

26 Zit. nach: *Konstanzer Nachrichten* und *Pforzheimer Anzeiger* vom 21.9.1918.

27 ›Madrid Letter‹ (1.10.1918), in: *Journal of the American Medical Association* 71 (1918), S.1594.

28 P. Merklen: ›Deuxième note sur l'epidemie de grippe en Bretagne‹, in: *Bulletins et Mémoires de la Société Médicale des Hôpitaux de Paris* 42 (1918), S.924.

29 *Dover Tribune* vom 3.10.1918, zit. nach: http://www.dover.lib.nh.us/Dover History/spanish_flu_epidemic.htm (06.12.2007).

30 *Recklinghäuser Zeitung* vom 12.10.1918, zit.nach: Matthias Kordes: ›Die sog. Spanische Grippe von 1918 und das Ende des Ersten Weltkrieges in Recklinghausen‹, in: *Vestische Zeitschrift* 101 (2006/7), S.138.

31 *Gießener Anzeiger* vom 8.11.1918.

32 *Gießener Anzeiger* vom 19.11.1918.

33 *Lancet* 191 (1918), S.595. – Es soll sich um einen Professor Vincent gehandelt haben.

34 *Gießener Anzeiger* vom 27.9.1918.

35 ›Confusionismo‹, in: *Corriere di Romagna* vom 15.10.1918, angeführt in: Eugenia Tognotti: ›Scientific Triumphalism and Learning from Facts: Bacteriology and the »Spanish Flu« Challenge of 1918‹, in: *Social History of Medicine* 16 (2003), S.101.

36 ›Paris Letter (7.11.1918)‹, in: *Journal of the American Medical Association* 71 (1918), S.1928–1929.

37 ›Per tutelare la Salute Pubblica‹, in: *Corriere di Romagna* vom 23.10.1918, ange-
    führt in: Eugenia Tognotti: ›Scientific Triumphalism and Learning from Facts
    [wie Anm. 35], S.102.

38 Karl Hampe: *Kriegstagebuch 1914–1919*. Hrsg. v. Folker Reichert und Eike Wol-
    gast. München: R. Oldenbourg 2004, S.761.

39 Geheimes Staatsarchiv Preußischer Kulturbesitz, Rep.76, Nr.3838.

40 Bericht vom 1.9.1918, in: ebd.

41 Auswertung auf Grundlage der publizierten preußischen Statistik, Jürgen
    Müller (Hannover), 1996, persönliche Mitteilung.

42 Geheimes Staatsarchiv Preußischer Kulturbesitz, Rep.76, Nr.3836.

43 ›Notification of Influenza in Belfast‹, in: *Lancet* 191 (1918), S.828.

44 ›Alcohol for Influenza Patients‹, in: ebd., S.890.

45 Marc Hieronimus: *Krankheit und Tod 1918. Zum Umgang mit der Spanischen Grip-
    pe in Frankreich, England und dem Deutschen Reich*. Berlin: LIT Verlag 2006,
    S.53–55,149.

46 Lori Loeb: ›Beating the Flu: Orthodox and Commercial Responses to Influ-
    enza in Britain, 1889–1919‹, in: *Social History of Medicine* 18 (2005), S.212.

47 F.T.Marchant: ›Prophylaxis in Influenza‹, in: *Lancet* 192 (1919), S.393.

48 Louis Weiller, laut: ›Paris Letter (14.11.1918), Prophylaxis and Treatment of
    Complications of Influenza‹, in: *Journal of the American Medical Association* 71
    (1918), S.2010.

49 Ravaut in: *Paris Médical* 8 (1918), S.390.

50 J.Thiroloix in: *Bulletins de la Société Médicale des Hôpitaux (Paris)* 42 (1918),
    S.898.

51 F.G.Rose, M.B.Cantar: ›The Influenza Epidemic in British Guiana‹, in: *Lan-
    cet* 192 (1919), S.421; David Killingray: ›The Influenza Pandemic of 1918–19 in
    the British Caribbean‹, in: *Social History of Medicine* 7 (1994), S.59–87.

52 Dies wird in der Bevölkerungswissenschaft mithilfe der Annahme einer »Vir-
    gin Soil Population« untersucht. Siehe: Robert J.Wolfe: ›Alaska's Great Sick-
    ness, 1900: An Epidemic of Measles and Influenza in a Virgin Soil Population‹,
    in: *Proceedings of the American Philosophical Society* 126 (1982), S.90–121.

53 ›Influenza‹, in: *Journal of the American Medical Association* 72 (1919), S.878.

54 Mary-Ellen Kelm: ›British Columbia First Nations and the Influenza Pan-
    demic of 1918–19‹, in: *BC Studies. The British Columbia Quarterly (Vancouver)* 122
    (1999), S.23–47.

55 W.I.B.Beveridge: ›The Chronicle of Influenza Epidemics‹, in: *History and Phi-
    losophy of the Life Sciences* 13 (1991), S.228.

56 ›Influenza in Alaska‹, in: *Journal of the American Medical Association* 74 (1920),
    S.796; ›Over Half of Nome Down With Influenza‹, in: *San Francisco Examiner*
    vom 8.11.1918.

57 ›To Fight Influenza in Alaska‹, in: *Journal of the American Medical Association* 71
    (1918), S.1840.

58 Alfred W.Crosby: *America's Forgotten Pandemic* [wie Anm.3].

59 ›Influenza in Coal Regions‹, in: *Journal of the American Medical Association* 71
    (1918), S.1502.

60 ›Each Person Urged to War on Influenza‹, in: *San Francisco Examiner* vom 16.10.1918.

61 Als Beispiel das Schreiben von Charlotte F. Jones, Rechtsanwältin, an den Bürgermeister James Rolph vom 26.10.1918, in: California Historical Society, San Francisco, Papers of Mayor James Rolph, Box 44/Folder 527.

62 Schreiben von Alice Johnston an Bürgermeister James Rolph, in: ebd., Box 44/Folder 550.

63 ›Influenza Bug Cannot Pass Through Mask, Dean Asserts‹, in: *San Francisco Chronicle* vom 27.10.1918.

64 ›Two, Crazed By »Flu«, End Lives‹, in: *San Francisco Examiner* vom 27.10.1918.

65 ›Influenza, as well as Huns, is defeated‹, in: *San Francisco Examiner* vom 12.11.1918.

66 Alfred W. Crosby: *America's Forgotten Pandemic* [wie Anm. 3], S. 91–120.

67 Wilfried Witte: *Erklärungsnotstand* [wie Anm. 5], S. 291–297.

68 Amir Afkhami: ›Compromised Constitutions: The Iranian Experience with the 1918 Influenza Pandemic‹, in: *Bulletin of the History of Medicine* 77 (2003), S. 367–392.

69 L. Gauthier: ›Les ravages de la grippe à Tahiti‹, in: *L'Illustration*, Nr. 3959, 18.1.1919, S. 58, zit. nach: Marc Hieronimus: *Krankheit und Tod 1918* [wie Anm. 45], S. 135.

70 Wilfried Witte: *Erklärungsnotstand* [wie Anm. 5], S. 323–324; Alfred W. Crosby: *America's Forgotten Pandemic* [wie Anm. 3], S. 227–263.

71 Briefwechsel zwischen Simon Flexner und General W. C. Braistedt (Navy Department, Washington, D.C.), in: National Archives and Records Administration, College Park, MD, Records of the Navy Bureau of Medicine and Surgery, Record Group 52, Box 545/F: 128093.

72 Kevin McCracken, Peter Curson: ›Flu Downunder: A Demographic and Geographic Analysis of the 1919 Epidemic in Sydney, Australia‹, in: *The Spanish Influenza Pandemic of 1918–19* [wie Anm. 10], S. 110–131.

73 Geoffrey Rice: *Black November. The 1918 Influenza Epidemic in New Zealand.* Wellington: Allen & Unwin/Historical Branch 1988.

74 I. D. Mills: ›The 1918–1919 Influenza Pandemic – The Indian Experience‹, in: *The Indian Economic and Social History Review* 23 (1986), S. 1–40.

75 Mridula Ramanna: ›Coping with the Influenza Pandemic. The Bombay Experience‹, in: *The Spanish Influenza Pandemic of 1918–19* [wie Anm. 10], S. 86–98.

76 ›The Influenza Pandemic in India (30.7.1920)‹, in: *Journal of the American Medical Association* 75 (1920), S. 619–620.

77 Guido Steinberg: »Seuchen und Krieg im Jahr der Gnade.« Die Spanische Grippe 1918/19 in Arabien und Syrien‹, in: *Wissenschaftsmagazin fundiert (Freie Universität Berlin)* – Heft Seuchen und Plagen. 2002 (http://www.fu-berlin.de/presse/publikationen/fundiert/2002/_01/02_01_steinberg/index.html; 10.11.2005).

78 M. C. Musambachime: ›A Great Catastrophe: »The Blood of the Dead Soldiers is Killing us.« African Reactions to the Influenza Pandemic of 1918/19 in Northern Rhodesia (Zambia) and Nyasaland (Malawi)‹, Paper, präsentiert auf

der Konferenz *Reflections on the Spanish Flu Pandemic after 80 Years – Causes and Consequences*. Kapstadt, 12.–15.09.1998.

79 Übersetzung des Kiswahili ins Englische von James Njuguna, nachträgliche Übersetzung ins Deutsche vom Autor. Das Original in Kiswahili (Kenya National Archive PC/COAST/1/1/369) und die englische Übersetzung finden sich in: Jürgen D.Müller: *Patterns of Reaction to a Demographic Crisis. The Spanish Influenza Pandemic of 1918–19 in Sub-Saharan Africa. A research proposal and preliminary regional and comparative findings*. University of Nairobi, Department of History, Staff Seminar Paper No. 6 (1994/95), S.11–12.

80 National Archives of Ghana ADM 56/1/223, Influenza Epidemic, ausgewertet von Jürgen Müller (Hannover), Mitteilung vom Oktober 2007.

81 National Archives of Zimbabwe A3/12/30/1, 41, 50, 129–130, 152, 242, angeführt in: Jürgen Müller: ›Marker und Beschleuniger der kolonialen Transformation. Regionale und komparative Hypothesen zur Spanischen Influenza in Afrika‹, in: *Transformationen der europäischen Expansion vom 16. bis 20. Jahrhundert (Loccumer Protokolle)*. Hrsg.v.Andreas Eckert, Jürgen Müller. Loccum 1996.

82 National Archives of Zimbabwe, AOH/5 J.Z.Savanhu, S.13, laut: Jürgen Müller: ›Marker und Beschleuniger der kolonialen Transformation‹ [wie Anm.81].

83 Terence Ranger: ›The Influenza Pandemic in Southern Rhodesia: A Crisis of Comprehension‹, in: *Imperial Medicine and Indigenous Societies*. Hrsg.v.David Arnold. Manchester, New York: Manchester University Press 1988, S.172–188; T.O.Ranger: ›Plagues of Beasts and Men. Prophetic Responses to Epidemic in Eastern and Southern Africa‹, in: *Epidemics and Ideas*. Hrsg.v.T.O.Ranger, P. Slack. Cambridge u.a.: Cambridge University Press 1992, S.241–268.

84 James G.Ellison: ›»A Fierce Hunger«. Tracing Impacts of the 1918–19 Influenza Pandemic in Southwest Tanzania‹, in: *The Spanish Influenza Pandemic of 1918–19* [wie Anm.10], S.221–229.

85 ›Influenza in Portugal‹, in: *Journal of the American Medical Association* 73 (1919), S.621.

86 ›The Return of Influenza‹, in: *Lancet* 192 (1919), S.305.

87 ›The Influenza in Venezuela‹, in: *Journal of the American Medical Association* 72 (1919), S.1629.

88 Alfred W.Crosby: *America's Forgotten Pandemic. The Influenza of 1918* [wie Anm.3], S.206.

89 Wilfried Witte: *Erklärungsnotstand* [wie Anm.5], S.292.

90 Niall P.A.S.Johnson, Jürgen Müller: ›Updating the Accounts: Global Mortality of the 1918–1920 Spanish Influenza Pandemic‹, in: *Bulletin of the History of Medicine* 76 (2002), S.105–115.

91 Unzureichend ist: Watara Iijima: ›Spanish Influenza in China, 1918–20: A Preliminary Probe‹, in: *The Spanish Influenza Pandemic of 1918–19* [wie Anm.10], S.101–109. – In einer neueren Arbeit zu China wird die Tatsache, dass nur wenig Archivalien zur Spanischen Grippe im Land existieren, nicht wie sonst üblich als vermuteter Ausweis von *underreporting* gewertet, sondern als offenkundiger Beleg dafür, dass sich nicht viel ereignet haben kann. Auf der Grund-

lage knappen statistischen Materials wird als purer Verdacht die These auf-gestellt, die Traditionelle Chinesische Medizin sei es gewesen, die den Chinesen einen Überlebensvorteil gesichert hätte; siehe: K. F. Cheng, P. C. Leung: ›What Happened in China during the 1918 Influenza Pandemic?‹, in: *International Journal of Infectious Diseases* 11 (2007), S. 360–364.

92　J. F. C. Hecker: ›Vorrede‹, in: Heinrich Schweich: *Die Influenza. Ein historischer und ätiologischer Versuch.* Berlin: Th. Chr. Friedr. Enslin 1836, S. V.

93　J. F. C. Hecker: *Der schwarze Tod im vierzehnten Jahrhundert: Nach den Quellen für Ärzte und gebildete Nichtärzte bearbeitet.* Berlin: Herbig 1832.

94　J. F. C. Hecker: *Die Tanzwuth, eine Volkskrankheit im Mittelalter: nach den Quellen für Aerzte und gebildete Nichtärzte bearbeitet.* Berlin: Th. Chr. Friedr. Enslin 1832.

95　J. F. C. Hecker: *Der englische Schweiß. Ein ärztlicher Beitrag zur Geschichte des fünf-zehnten und sechzehnten Jahrhunderts.* Berlin: Th. Chr. Friedr. Enslin 1834.

96　J. F. C. Hecker: *Kinderfahrten: eine historisch-pathologische Studie.* Berlin: Schade 1845.

97　August Hirsch: *Biographisches Lexikon der hervorragenden Ärzte aller Zeiten und Völker.* Bd. 3. Berlin, Wien: Urban & Schwarzenberg, 2. Aufl. 1931, S. 108–109.

98　Heinrich Schweich: *Die Influenza* [wie Anm. 92].

99　Marigné: *Description et traitement d'une affection catarrhale épidemique observée en 1732, vulgairement appellée la Grippe.* Montauban 1776, zit. in: Jacob Wolff: *Die Influenza-Epidemie 1889–1892.* Stuttgart: Ferdinand Enke 1892, S. 3–4.

100　P. L. Wittwer: *Ueber den jüngsten Katarr.* Nürnberg: Grattenauer 1782.

101　Heinrich Schweich: *Die Influenza* [wie Anm. 92], S. 6. – Gemeint war Mosts Werk *Influenza Europea, oder die grössste Krankheits-Epidemie der neuern Zeit.* Hamburg 1820. Schweich war mit seinem Urteil nicht allein. So heißt es bei Escherich: »Leider aber fand ich die Literatur derselben sehr klein, und ausser der Monographie von Wittwer und Most keine ausführliche und lobenswerthe Beschreibung. Wittwer's kleine Schrift über den jüngsten epidemischen Ka-tarrh vom Jahre 1782, Nürnberg 1782, wird für alle Zeiten eine verdienstvolle Leistung bleiben, weil darin nichts als umfassende und treue Beobachtung der Krankheit, und vorutheilsfreie Betrachtung der Epidemie enthalten ist. Die Monographie von Most entbehrt dagegen jeder eigenen Beobachtung und der große Fleiß, welchen der Verfasser auf die Erforschung der Entstehung und die Geschichte derselben verwandte, brachte weniger Aufklärung als Irrthü-mer über die Influenza, weil er schon mit Vorurtheilen diesen Gegenstand bearbeitete, und sein ganzes Bestreben dahin ging, in allen Erfahrungen und Beobachtungen, welche er sich über diesen Gegenstand dieser Lectüre aneig-nete, eine Bestätigung seiner vorgefaßten Meinung zu finden«. (Ferdinand Escherich: *Die Influenza, ein epidemisches Katarrhalfieber. Inaugural-Abhandlung.* Würzburg: Friedrich Ernst Thein 1833, S. 4–5).

102　Heinrich Schweich: *Die Influenza* [wie Anm. 92], S. 13.

103　Ebd., S. 58–59.

104　Kurt Polykarp, Joachim Sprengel: *Geschichte der Medicin im Auszuge.* Halle 1804, S. 331; angeführt in: Heinrich Schweich: *Die Influenza* [wie Anm. 92], S. 63.

105 Die nachfolgenden Ausführungen stammen aus: Heinrich Schweich: *Die Influenza* [wie Anm. 92], S. 16–132.

106 Ebd., S. 16–132.

107 Charles Creighton: *A History of Epidemics in Britain (1891/1894)*. ND, 2 Bände, London: Frank Cass & Co. Ltd. 1965.

108 F. G. Crookshank: ›The Name and the Names of Influenza‹, in: *Influenza. Essays by several authors.* Hrsg. v. demselben. London: William Heinemann 1922, S. 69.

109 O. Leichtenstern: ›Influenza und Dengue‹, in: *Specielle Pathologie und Therapie.* Bd. 4, 1. Hälfte. Hrsg. v. Hermann Nothnagel. Wien: Alfred Hölder 1896, S. 12.

110 K. David Patterson: *Pandemic Influenza 1700–1900. A Study in Historical Epidemiology.* Totowa/New Jersey: Rowman & Littlefield 1986, S. 69–74.

111 Richard Pfeiffer: ›Vorläufige Mittheilungen über die Erreger der Influenza‹, in: *Deutsche Medizinische Wochenschrift* 18 (1892), S. 28; ders.: ›Die Aetiologie der Influenza‹, in: *Zeitschrift für Hygiene und Infectionskrankheiten* 13 (1893), S. 357–386.

112 Franz Engel Bey: *Die Influenza-Epidemie in Egypten im Winter 1889/90 nach gesammelten ärztlichen u. a. Berichten.* Berlin: Julius Springer 1893, S. 34–35.

113 Heinrich Schweich: *Die Influenza* [wie Anm. 92], S. 49–51.

114 Zum Beispiel: David M. Morens, Anthony S. Fauci: ›The 1918 Influenza Pandemic: Insights for the 21st Century‹, in: *The Journal of Infectious Diseases* 195 (2007), S. 1018–1028.

115 Vgl. Michael Stolberg: *Georg Friedrich Most und seine Ausführliche Encyklopädie der gesammten Staatsarzneikunde. Einführung zur Neuauflage des Harald Fischer-Verlages* (http://haraldfischerverlag.de/hfv/ael_3-23_einleitung.php; 10.10.2007).

116 Vgl. Karl Eduard Rothschuh: *Konzepte der Medizin in Vergangenheit und Gegenwart.* Stuttgart: Hippokrates 1978; Sabine Ludyga: *Geschichte der Naturheilkunde in Bayern im 19. Jahrhundert.* Med. Diss. TU München 2004.

117 Edwin O. Jordan: *Epidemic Influenza. A Survey.* Chicago: American Medical Association 1927, S. 26.

118 *Ems-Zeitung* vom 7. Januar 1890, zit. nach: Dieter Simon: ›Die Spanische Grippe-Pandemie 1918/19 im nördlichen Emsland und einigen umliegenden Regionen‹, in: *Emsländische Geschichte.* Bd. 13. Hrsg. v. der Studiengesellschaft für Emsländische Regionalgeschichte, Haselünne 2006, S. 116–117.

119 L. E. La Fétra: ›Some Clinical Manipulations of Influenza in Children‹, in: *American Journal of Medical Science* 157 (1919), S. 770.

120 Frank W. Schofield, H. C. Cynn: ›Pandemic Influenza in Korea‹, in: *China Medical Journal* (Shanghai) 33 (1919), S. 203.

121 C. W. Duval, W. H. Harris: ›Rôle of Pfeiffer Bacillus in Recent Epidemic of Influenza‹, in: *Journal of Infectious Diseases* 25 (1919), S. 384.

122 James McIntosh, M. D. Aberd: ›The Incidence of Bacillus Influenzae (Pfeiffer) in the Present Influenza Epidemic‹, in: *Lancet* 191 (1918), S. 695–697.

123 C. Nicolle, C. Lebailly: ›Quelques notions expérimentales sur le virus de la grippe‹, in: *Comptes rendus de l'Académie des Sciences* 167 (1918), S. 607–610.

124 Siehe hierzu ausführlich Wilfried Witte: *Erklärungsnotstand* [wie Anm. 5]. – Zu Pfeiffers Position im Resümee siehe Richard Pfeiffer: ›Das Influenzaproblem‹, in: *Ergebnisse der Hygiene, Bakteriologie, Immunitätsforschung und Experimentellen Therapie.* Bd. 5. Hrsg. v. Wolfgang Weichardt. Berlin: Julius Springer 1922, S. 1–18.

125 Pathologisches Institut der Universität Heidelberg, Sektionsprotokolle, Chirurgische Klinik 1918, Nr. 179, 185, Kinderklinik 1918, Nr. 189.

126 Pathologisches Institut der Universität Heidelberg, Sektionsprotokolle, Medizinische Klinik 1918, Nr. 156, 205.

127 Pathologisches Institut der Universität Heidelberg, Sektionsprotokolle, Frauenklinik 1918, Nr. 35 und 45, Kinderklinik 1918, Nr. 169, 172, 185, Medizinische Klinik 1918, Nr. 257.

128 Pathologisches Institut der Universität Heidelberg, Sektionsprotokolle, Medizinische Klinik 1918, Nr. 203.

129 Walter Levinthal: ›Epidemiologie und Bakteriologie der Influenzapandemie von 1918‹, in: ders., M. H. Kuczynski, E. Wolff: ›Ätiologie, Epidemiologie, pathologische Morphologie und Pathogenese der Grippe‹, in: *Ergebnisse der Allgemeinen Pathologie des Menschen und der Tiere.* Hrsg. v. O. Lubarsch, R. von Ostertag. München, Wiesbaden: J. F. Bergmann 1921, S. 902.

130 Max H. Kuczynski, Erich K. Wolff: ›Die Pathomorphologie und Pathogenese der Grippe‹, in: Walter Levinthal, dies.: ›Ätiologie, Epidemiologie, pathologische Morphologie und Pathogenese der Grippe‹, in: *Ergebnisse der Allgemeinen Pathologie des Menschen und der Tiere.* Hrsg. v. O. Lubarsch, R. von Ostertag. München, Wiesbaden: J. F. Bergmann 1921, S. 1090.

131 A. v. Salis: ›Zur Behandlung der epidemischen Grippe‹, in: *Correspondenz-Blatt für Schweizer Ärzte* 49 (1919), S. 961.

132 G. B. Rushman, N. J. H. Davies, R. S. Atkinson: *A Short History of Anaesthesia. The First 150 Years.* Oxford: Butterworth-Heinemann 1996, S. 39.

133 John Scott Haldane: ›The Therapeutic Administration of Oxygen‹, in: *British Medical Journal*, Heft 1, 1917, S. 181–183.

134 Herbert French: ›The Clinical Features of the Influenza Epidemic of 1918–19‹, in: *Report on the Pandemic of Influenza, 1918–19. Reports on Public Health and Medical Subjects.* No. 4. Hrsg. v. Ministry of Health. London: His Majesty's Stationary Office 1920, S. 93–94.

135 *Women's World* vom 15. 3. 1919, S. 174, zit. nach: Marc Hieronimus: *Krankheit und Tod 1918* [wie Anm. 45], S. 56.

136 M. Strätling, P. Schmucker: ›100 Jahre Sauerstofftherapie (1902–2002) – Eine medizinhistorische Neubewertung, Teil I und II‹, in: *Anästhesiologie, Intensivmedizin, Notfallmedizin, Schmerztherapie* 37 (2002), S. 712–720, und 38 (2003), S. 4–13.

137 Wilfried Witte: *Erklärungsnotstand* [wie Anm. 5], S. 81–85.

138 Niall Johnson: *Britain and the 1918–19 Influenza Pandemic. A Dark Epilogue,* London, New York: Routledge 2006, passim; Wilfried Witte: *Erklärungsnotstand* [wie Anm. 5], S. 282–283.

139 Pathologisches Institut der Universität Heidelberg, Sektionsprotokolle, Kin-

derklinik 1918, Nr. 203, Medizinische Klinik 1918, Nr. 173, 171, 262. – Venaesectio: Aufschneiden der Vene, um Medikamente injizieren zu können.

140 Pathologisches Institut der Universität Heidelberg, Sektionsprotokolle, Kinderklinik 1918, Nr. 161. – Gibbusbildung = Keilbildung; Primärherd = primäre Formation einer Tuberkulose; miliare Tuberkel = typische hirsekorngroße Tuberkelabsiedelung.

141 Pathologisches Institut der Universität Heidelberg, Sektionsprotokolle, Medizinische Klinik 1918, Nr. 103, 177, 195, 199, 231.

142 Pathologisches Institut der Universität Heidelberg, Sektionsprotokolle, Medizinische Klinik 1919, Nr. 11.

143 Dies gilt auch für andere Länder, vgl. z.B. Carol R. Byerly: *Fever of War. The Influenza Epidemic in the U.S. Army during World War I*. New York, London: New York University Press 2005, S. 81.

144 Otto Kiefer: ›Tuberkulose und Grippe‹, in: *Beiträge zur Klinik der Tuberkulose und spezifischen Tuberkulose-Forschung* 43 (1920), S. 204.

145 Robert Guggenheim: ›Über Influenza bei Tuberkulösen‹, in: *Beiträge zur Klinik der Tuberkulose und spezifischen Tuberkuloseforschung* 44 (1920), S. 249.

146 Gustav Deusch: ›Grippe und Lungentuberkulose‹, in: *Beiträge zur Klinik der Tuberkulose und spezifischen Tuberkulose-Forschung* 45 (1920), S. 6.

147 Edgar Seuffer: ›Grippe und Lungentuberkulose‹, in: *Beiträge zur Klinik der Tuberkulose und spezifischen Tuberkulose-Forschung* 47 (1921), S. 356.

148 Thor Stenström: ›Das Problem Influenza-Lungentuberkulose und damit zusammenhängende Fragen‹, in: *Beiträge zur Klinik der Tuberkulose und spezifischen Tuberkulose-Forschung* 53 (1922), S. 30.

149 Richard Bieling, Heinrich Heinlein: *Die Grippe. Ergebnisse experimenteller Untersuchungen*. Leipzig: Johann Ambrosius Barth 1949, S. 45; A. Grumbach: ›Die Gast-Wirt-Beziehungen und ihre Merkmale‹, in: *Die Infektionskrankheiten des Menschen und ihre Erreger*. Bd. 1. Hrsg. v. A. Grumbach, W. Kikuth. Stuttgart: Georg Thieme 1958, S. 55.

150 »Die Sterbefälle der Influenza des Winters 1918/19 betrugen in Deutschland und England an Lungenentzündung und Grippe mehr als hunderttausend und übertrafen um das Doppelte bis Dreifache die durchschnittliche Jahressterblichkeit an Lungertuberkulose. Der Einfluß auf die Lungenschwindsucht durch beschleunigtes Absterben ist so groß, daß meist die Zahl der Schwindsuchtsterbefälle während der Grippeepidemie steigt, um nach ihr einige Jahre infolge dieses verfrühten Absterbens zu sinken.« (Adolf Gottstein: *Das Heilwesen der Gegenwart. Gesundheitslehre und Gesundheitspolitik*. Berlin: Deutsche Buch-Gemeinschaft 1924, S. 125.)

151 Andrew Noymer, Michel Garenne: ›Long-term Effects of the 1918 »Spanish« Influenza Epidemic on Sex Differentials of Mortality in the USA: Explanatory Findings from Historical Data‹, in: *The Spanish Influenza Pandemic of 1918–19. New perspectives* [wie Anm. 10], S. 202–217; Andrew Jonathan Noymer: *Studies in the Historical Demography and Epidemiology of Influenza and Tuberculosis Selective Mortality*. PhD thesis, University of California, Berkeley 2006.

152 Joachim Radkau: *Max Weber – Die Leidenschaft des Denkens*. München, Wien:

Carl Hanser 2005, S. 823–825, 988–989.

153 Franz Kafka: *Tagebücher 1910–1923.* in: *Gesammelte Werke.* Hrsg. v. Max Brod. Frankfurt/Main: Fischer Taschenbuch Verlag 1983, S. 193.

154 Franz Kafka: *In der Strafkolonie. Eine Geschichte aus dem Jahre 1914.* Hrsg. v. Klaus Wagenbach. Berlin: Wagenbach 1995, S. 78–79.

155 Franz Kafka: *Briefe 1900–1912. Kritische Ausgabe der Briefe Franz Kafkas.* Bd. 1. Hrsg. v. Hans-Gerd Koch. Frankfurt/Main: S. Fischer 1999, Nr. 276.

156 Franz Kafka: *Tagebücher 1910–1923* [wie Anm. 153], S. 145.

157 Ebd., S. 126.

158 Max Brod: *Über Franz Kafka.* Frankfurt/Main: Fischer Taschenbuch Verlag 1974, S. 42, 97, 138, 285.

159 Franz Kafka: *Briefe 1900–1912* [wie Anm. 155], Nr. 70.

160 Roger Hermes, Waltraud John, Hans-Gerd Koch, Anita Widera: *Franz Kafka. Eine Chronik.* Berlin: Wagenbach 1999, S. 76; Klaus Wagenbach: *Franz Kafka – Bilder aus seinem Leben.* Berlin: Wagenbach, 3. Aufl. 2008, S. 150.

161 Franz Kafka: *Tagebücher 1910–1923* [wie Anm. 153], S. 159.

162 Angesichts einer »Verkühlung« im Januar 1913 pries Kafka im Brief an Felice Bauer den dadurch erlangten sekundären Krankheitsgewinn: »Eine kleine rasch vorübergehende Krankheit ist mir überhaupt nicht von meiner Kinderzeit her eine immer erstrebte, selten erreichte Annehmlichkeit gewesen. Es unterbricht den unerbittlichen Zeitverlauf und verhilft diesem abgenutzten, regelrecht fortgeschleiften Menschen, der man ist, zu einer kleinen Widergeburt, nach der es mich jetzt wirklich schon gelüstet.« (Franz Kafka: *Briefe 1913–März 1914. Kritische Ausgabe der Briefe Franz Kafkas.* Bd. 2. Hrsg. v. Hans-Gerd Koch. Frankfurt/Main: S. Fischer 2001, Nr. 387.)

163 Max Brod: *Über Franz Kafka* [wie Anm. 158], S. 125–126; Klaus Wagenbach: *Franz Kafka in Selbstzeugnissen und Bilddokumenten.* Reinbek bei Hamburg: Rowohlts Taschenbuch Verlag 1964, S. 83–84; Roger Hermes, Waltraud John, Hans-Gerd Koch, Anita Widera: *Franz Kafka* [wie Anm. 160], S. 76; Klaus Wagenbach: *Franz Kafka – Bilder aus seinem Leben* [wie Anm. 160], S. 161 f.

164 Sabine Vogel: ›Geschichte des Asbests‹, in: z. B. *Asbest. Ein Stein des Anstoßes. Kulturelle und soziale Dimensionen eines Umweltproblems, Begleitband zur Ausstellung im Heimatmuseum Neukölln 1990/91.* Hrsg. v. Monika Böhnisch, Udo Gößwald, Brigitte Jacob. Berlin: Heimatmuseum Neukölln 1990, S. 147.

165 Henrik Stahr: ›Eternit: Vom Aufstieg zum Ausstieg. Die Eternit AG in Berlin-Rudow 1929–1979‹, in: ebd., S. 155.

166 »Eine gehäufte Kombination mit Lungentuberkulose kommt hier [bei der Asbestose] nicht vor, wenn auch gelegentlich einmal eine begleitende Tuberkulose zur Beobachtung kommt.« (Franz Koelsch: *Handbuch der Berufskrankheiten.* Jena: VEB Gustav Fischer, 3. Aufl. 1962, S. 150.)

167 Ein Beleg für einen Aufenthalts in der Fabrik selbst findet sich in: Franz Kafka: *Tagebücher 1910–1923* [wie Anm. 153], S. 181.

168 Roger Hermes, Waltraud John, Hans-Gerd Koch, Anita Widera: *Franz Kafka.* [wie Anm. 160], S. 76.

169 Klaus Wagenbach: *Franz Kafka in Selbstzeugnissen und Bilddokumenten* [wie Anm. 163], S. 76–77; Franz Kafka: *In der Strafkolonie* [wie Anm. 154], S. 14; Roger Hermes, Waltraud John, Hans-Gerd Koch, Anita Widera: *Franz Kafka* [wie Anm. 160], S. 90.

170 Roger Hermes, Waltraud John, Hans-Gerd Koch, Anita Widera: *Franz Kafka* [wie Anm. 160], S. 50–51, 85; Franz Kafka: *Briefe 1900–1912*. Bd. 1. [wie Anm. 155], Nr. 232.

171 Roger Hermes, Waltraud John, Hans-Gerd Koch, Anita Widera: *Franz Kafka*. [wie Anm. 160], S. 126–127.

172 Franz Kafka: *Hochzeitsvorbereitungen auf dem Lande und andere Prosa aus dem Nachlaß*, in: *Gesammelte Werke*. Hrsg. v. Max Brod, Frankfurt/Main: Fischer Taschenbuch Verlag 1983, S. 173.

173 »Der Arzt, bei dem ich war und der mich so genau als im allgemeinen Ärzte untersuchen können, untersucht hat, war mir sehr angenehm. Ein ruhiger etwas komischer aber durch Alter, Körpermasse [...] durch nicht allzu große, aber auch gar nicht gespielte Teilnahme, durch medizinische Bescheidenheit und noch durch anderes vertrauenerweckender Mann. Er erklärte nichts anderes vorzufinden, als eine allerdings außerordentliche Nervosität.« (*Franz Kafka: Briefe 1914–1917*. *Kritische Ausgabe der Briefe Franz Kafkas*. Bd. 3. Hrsg. v. Hans-Gerd Koch, Frankfurt/Main: S. Fischer 2005, Nr. 933.)

174 Franz Kafka: *Briefe 1914–1917*, ebd., Nr. 1053.

175 ›Pneumo(r)rhagie‹ bezeichnet eine starke Lungenblutung, für die auch der Begriff ›Blutsturz‹ üblich war. Entleerung von Blut aus der Lunge heißt allgemein, auch heute noch, ›Hämoptoe‹. Ein ›Lungenspitzenkatarrh‹ markierte den typischen Beginn einer Lungentuberkulose. Diese Lungenspitzentuberkulose konnte jedoch auch ausheilen (vgl. im Überblick: A. Bacmeister: *Therapeutisches Taschenbuch der Lungenkrankheiten*. Leipzig: Fischers medicinische Buchhandlung H. Kornfeld, 3. Aufl. 1930, S. 118–122). Die Bedeutung einer Hämoptoe bei Tuberkulose wurde als solche nicht allzuhoch veranschlagt. Siehe folgendes Vorlesungsskript aus dem Jahre 1914: »Den Beginn [einer Lungentuberkulose] mit einer Hämoptoe plötzlich aus voller Gesundheit heraus haben wir an dem einen Patienten hier kennengelernt. Ein solcher Beginn ist insofern relativ günstig, als er den Kranken schon zu einer frühen Zeit auf seine Krankheit aufmerksam macht. Daß der tuberkulöse Prozeß eine Arterie arrodiert [= angreift, anfrisst], macht ihn nicht besonders schwer oder bösartig, wie der Laie häufig meint. Und die Hämoptoe an sich bedingt so gut wie nie eine direkte Lebensgefahr. Die Untersuchung dieses Kranken ergibt, wie es nicht selten bei Hämoptoe der Fall ist, noch nichts.« (Ernst Magnus-Alsleben: *Vorlesungen über Klinische Propädeutik*. Berlin: Julius Springer 1919, S. 33.)

176 Franz Kafka: *Briefe 1914–1917*. Bd. 3. [wie Anm. 173], Nr. 1041.

177 Roger Hermes, Waltraud John, Hans-Gerd Koch, Anita Widera: *Franz Kafka*. [wie Anm. 160], S. 145.

178 Klaus Wagenbach: *Franz Kafka in Selbstzeugnissen und Bilddokumenten* [wie Anm. 163], S. 107.

179 Milena Jesenská: ›Kafka‹, in: *Národní Listy*. Prag, 6. Juni 1924, zit. nach: Rotraut Hackermüller: *Das Leben, das mich stört. Eine Dokumentation zu Kafkas letzten Jahren 1917–1924*. Wien, Berlin: Medusa-Verlag 1984, S. 158–159.

180 Roger Hermes, Waltraud John, Hans-Gerd Koch, Anita Widera: *Franz Kafka* [wie Anm. 160], S. 151; Franz Kafka: *In der Strafkolonie. Eine Geschichte aus dem Jahre 1914* [wie Anm. 154], S. 16.

181 Rotraut Hackermüller: *Das Leben, das mich stört.* [wie Anm. 179], S. 28–32.

182 Roger Hermes, Waltraud John, Hans-Gerd Koch, Anita Widera: *Franz Kafka* [wie Anm. 160], S. 156–157.

183 Franz Kafka: *Tagebücher 1910–1923* [wie Anm. 153], S. 417.

184 Eine tuberkulostatische medikamentöse Therapie von Kehlkopftuberkulosen begann erst im Jahre 1946, zunächst in den USA (mit dem Antibiotikum Streptomycin).

185 Rotraut Hackermüller: *Das Leben, das mich stört* [wie Anm. 179], S. 32ff.; Roger Hermes, Waltraud John, Hans-Gerd Koch, Anita Widera: *Franz Kafka* [wie Anm. 160], S. 159ff.; die Äußerungen Franz Kafkas und ärztliche Zeugnisse zu seinem Gesundheitszustand ab 1918 wurden mir freundlicherweise von Hans-Gerd Koch und Waltraud John zur Verfügung gestellt.

186 Franz Kafka: *Briefe 1914–1917*. Bd. 3. [wie Anm. 173], Nr. 1041.

187 Zitat in: Maria Dorer: *Charakter und Krankheit. Ein Beitrag zur Psychologie der Encephalitis epidemica.* (Neue deutsche Forschungen: Abteilung Charakterologie, psychologische und philosophische Anthropologie, Bd. 215). Berlin: Junker und Dünnhaupt 1939, S. 136–137.

188 Christian Fassbender: *Das epidemische Auftreten der Grippe und der Encephalitis lethargica in Preußen im Jahre 1920 und die gegenseitigen Beziehungen der beiden Krankheiten* (Veröffentlichungen aus dem Gebiete der Medizinalverwaltung, Bd. 13). Berlin: Richard Schoetz 1921, S. 17.

189 Niall Johnson: *Britain and the 1918–19 Influenza Pandemic.* [wie Anm. 138], S. 75–77.

190 Felix Stern: *Die Epidemische Encephalitis* (Monographien aus dem Gesamtgebiete der Neurologie und Psychiatrie, Heft 30). Berlin: Julius Springer, 1. Aufl. 1922, S. 158–163, 199–200.

191 M. Apostolov, P. Ivanova: ›Relazioni mediche bulgaro-italiane nel terzo decennio del secolo ventesimo‹, in: *Medicina nei Secoli* 3 (1991), S. 191–206; Peter Nikoloff: ›Über die sogenannte »Cura Bulgara« der Folgezustände der Encephalitis epidemica‹, in: *Fortschritte der Therapie* 12 (1936), S. 412–414; H. D. von Witzleben: ›Die Behandlung der chronischen Encephalitis epidemica (Parkinsonismus) mit der »Bulgarischen Kur«‹, in: *Klinische Wochenschrift* 17 (1938), S. 329–333; Paul Bernard Foley: *Beans, Roots and Leaves. A History of the Chemical Therapy of Parkinsonism.* Med. Diss. Würzburg 2001.

192 Wilfried Witte: *Erklärungsnotstand* [wie Anm. 5], S. 302.

193 Ernst Schultze: ›Ueber Paralysis agitans-ähnliche Krankheitsbilder (Linsenkernsyndrom) durch Encephalitis epidemica‹, in: *Berliner Klinische Wochenschrift* 58 (1921), S. 245–249; Felix Stern: *Die Epidemische Encephalitis* [wie Anm. 190], 1. Aufl. 1922 und 2. Aufl. 1928.

194 M. Apostolov, P. Ivanova: ›Relazioni mediche bulgaro-italiane‹ [wie Anm. 191], S. 198.

195 Richard J. Crampton: *A Concise History of Bulgaria*. Cambridge, New York et al.: Cambridge University Press, 2. Aufl. 2005, S. 152–153.

196 M. Apostolov, P. Ivanova: ›Relazioni mediche bulgaro-italiane‹, [wie Anm. 191], S. 198.

197 Paul Bernard Foley: *Beans, Roots and Leaves* [wie Anm. 191], S. 202.

198 Wilhelm Grüter in: *Berichte der Heidelberger ophthalmologischen Gesellschaft*, Nr. 42 (1920), S. 543; ders. in: *Bericht der 43. Versammlung der deutschen ophthalmologischen Gesellschaft*. Jena 1922, S. 227 (zit. nach: Constantin Levaditi: *L'Herpes et le Zona. Ectodermoses Neurotropes – Étude Étiologique et Pathogénique*. Paris: Masson et Cie. 1926, S. 2 und 50). – Vgl. auch: Wilhelm Grüter: ›Rückblick auf die bisherigen Erfahrungen mit der orbitalen Alkoholinjektion nach Grüter‹, in: *Albrecht von Graefes Archiv für Ophthalmologie* 144 (1941), S. 92–128, v.a. S. 109.

199 Von lat. *febrilis:* ›fieberhaft‹.

200 R. Doerr, W. Berger: ›Die Beziehungen der Encephalitis epidemica zum Herpes febrilis und zur Influenza‹, in: *Schweizerische Medizinische Wochenschrift* 52 (1922), S. 862–866; vgl. Constantin Levaditi: *L'Herpes et le Zona* [wie Anm. 198], S. 341–342.

201 Das Ektoderm bildet zusammen mit dem Entoderm die Keimscheibe, die Urformation, aus der sich ein Embryo entwickelt. Es handelt sich um grundlegende Begriffe der medizinischen Embryologie.

202 Constantin Levaditi: *L'Herpes et le Zona*. [wie Anm. 198]; François Chast, Claude Chastel, Gertrude B. Elion, Nicolas Postel-Vinay, Gérard Tilles: *Virus Herpès et Pensée Médicale: De l'empirisme au prix Nobel*. Paris: Imothep/Maloine 1997; Kenton Kroker: ›Creatures of Reason? Picturing Viruses at the Pasteur Institute during the 1920s‹, in: *Crafting Immunity: Working Histories of Clinical Immunology*. Hrsg. v. Kenton Kroker, Pauline Mazumdar, Jennifer Keelan. London: Ashgate, im Druck (2008).

203 Kenton Kroker: ›Epidemic Encephalitis and American Neurology, 1919–1940‹, in: *Bulletin of the History of Medicine* 78 (2004), S. 108–147.

204 Elan D. Louis: ›Vaccines to Treat Encephalitis lethargica: Human Experiments at the Neurological Institute of New York, 1929–1940‹, in: *Archives of Neurology* 59 (2002), S. 1486–1490.

205 Siehe z. B.: Norman B. Gwyn: ›Second Report of the William J. Matheson Encephalitis Research Commission‹, in: *The Canadian Medical Association Journal* 29 (1933), S. 428–429.

206 Kenton Kroker: ›Epidemic Encephalitis and American Neurology, 1919–1940‹ [wie Anm. 203], S. 146–147.

207 Paul Bernard Foley: *Beans, Roots and Leaves* [wie Anm. 191], S. 198–206.

208 Jonathan Petropoulos: *Royals and the Reich. The Princes von Hessen in Nazi Germany*. Oxford, New York et al.: Oxford University Press 2006.

209 Walther Völler: *Pharmakologie und therapeutische Ergänzungsmaßnahmen der italienisch-bulgarischen Kur*. Med. Diss. Würzburg 1940.

210 Fragmente. Erinnerungen von Ilse Völler. Tonband-Aufnahmen, transkribiert von Hans-Gerd Meyer. Berlin, Manuskript 2005; »Die Königin Elena-Klinik« in Kassel‹, in: *Kurhessische Landeszeitung* vom 10./11.7.1937 (Stadtarchiv Kassel, Bestand S 5 F 23); ›Ein Jahr »Königin Elena-Klinik«. Was hat die einzige deutsche Heilanstalt für Encephalitis bisher erreicht?‹, in: *Kasseler Neueste Nachrichten* vom 3.8.1938.

211 Siehe u.a.: S. Eppinger, J. Schmitt, M. Meurer: ›Morbus Reiter oder reaktive Arthritis?‹, in: *Der Hautarzt* 57 (2006), S. 336–339. – Möglicherweise ist Reiter erst 1986 im Exil gestorben.

212 Anna Kleemann: ›Mitteilungen zur Therapie der chronischen Enzephalitis‹, in: *Deutsche Zeitschrift für Nervenheilkunde* 110 (1929), S. 299–305; Dr. Strauch: ›Die Bulgarische Kur bei Encephalitis chronica epidemica lethargica‹, in: *Psychiatrisch-neurologische Wochenschrift* 41 (1939), S. 140–141; H. D. von Witzleben: ›Die Behandlung der chronischen Encephalitis epidemica (Parkinsonismus) mit der »Bulgarischen Kur«‹, in: *Klinische Wochenschrift* 17 (1938), S. 329–333, 369–373; H. Kreitmair, O. Wolfes: ›Über Apoatropin, ein wenig bekanntes Belladonna-Alkaloid‹, in: *Klinische Wochenschrift* 17 (1938), S. 1547–1554.

213 W. Horn: ›Die Behandlung postenzephalitischer Zustände mit deutscher Belladonnawurzel‹, in: *Deutsche Medizinische Wochenschrift* 64 (1938), S. 1287–1289.

214 Walther Völler: ›Durchführung und Erfolge der Italienisch-Bulgarischen Kur in der Königin-Elena-Klinik Kassel und deren soziale Bedeutung‹, in: *Psychiatrisch-Neurologische Wochenschrift* 43 (1941), S. 465–468, 473–475.

215 Wilfried Witte: *Erklärungsnotstand* [wie Anm. 5], S. 241–244.

216 Niedersächsisches Hauptstaatsarchiv Hannover Hann. 155 Göttingen, Acc. 2001/117, Nr. 14920.

217 Ebd., Nr. 9242.

218 Niedersächsisches Hauptstadtarchiv, Hann. 155 Göttingen, Acc. 2004/008, Nr. 296.

219 Maria Dorer: *Charakter und Krankheit* [wie Anm. 187], S. 145.

220 Werner Villinger: ›Konstitutionelle Disposition zur Encephalitis epidemica‹, in: *Münchener Medizinische Wochenschrift* 68 (1921), S. 913–914.

221 Wilfried Witte: ›Wille und Charakter. Das Verhältnis der Enzephalitis-Epidemie der 20er Jahre des 20. Jahrhunderts zur Spanischen Grippe 1918–1920‹. Vortrag auf dem Medizinhistorischen Nachmittag des Instituts für Geschichte der Medizin Berlin, Zentrum für Human- und Gesundheitswissenschaften der Charité, 13.2.2007, nicht publiziert.

222 Winfried Süß: *Der Volkskörper im Krieg. Gesundheitspolitik, Gesundheitsverhältnisse und Krankenmord im nationalsozialistischen Deutschland 1939–1945*. München: R. Oldenbourg 2003, S. 76–178.

223 Bundesarchiv Berlin, R 43 II/737 b.

224 Persönliche Mitteilung Walther Völler bzw. Ilse Völler laut Aussage Rosemarie Meyer, geb. Völler; Gespräch mit Rosemarie Meyer am 10.2.2007 (Berlin).

225 Vgl. Gert Völler: ›Stirbt die Parkinsonsche Krankheit aus?‹, in: *Deutsches Ärzteblatt* 65 (1968), S. 1554.

226 Reimert Thorolf Ravenholt, William H. Foege: ›1918 Influenza, Encephalitis lethargica, Parkinsonism‹, in: *The Lancet* vom 16.10.1982, S. 860–864.

227 Vgl. Lily Yen-Ching Lo: *Studies of Spanish Influenza and Encephalitis lethargica.* Med. Diss. London 2003.

228 Michael J. Fox: *Lucky Man: A Memoir.* New York: Hyperion 2002; Rolf Degen: ›Ist Parkinson ansteckend?‹, in: *Der Tagesspiegel* vom 12.5.2002.

229 Sandra M. Tomkins: ›The Influenza Epidemic of 1918–1919 in Western Samoa‹, in: *Journal of Pacific History* 27 (1992), S. 181–197.

230 Marta A. Balinska: *Une vie pour l'humanitaire – Ludwik Rajchman 1881–1965.* Paris: Éditions la Découverte 1995; dies.: *For the Good of Humanity. Ludwik Rajchman Medical Statesman*, übers. von R. Howell. Budapest: Central European University Press 1998.

231 http://www.pasteur.fr/infosci/archives/e-rajo.html (1.3.2008).

232 League of Nations, Health Organization, Genf: Information Section 1931; Paul Weindling (Hg.): *International Health Organisations and Movements, 1918–1939.* Cambridge: Cambridge University Press 1995; Paul Weindling: ›The Divisions in Weimar Medicine: German Public Health and the League of Nations Health Organization‹, in: *Prävention im 20. Jahrhundert. Historische Grundlagen und aktuelle Entwicklungen in Deutschland.* Hrsg. v. Sigrid Stöckel, Ulla Walter. Weinheim, München: Juventa 2002, S. 110–121; Iris Borowy, Wolf D. Gruner (Hgg.): *Facing Illness in Troubled Times. Health in Europe in the Interwar Years 1918–1939.* Frankfurt am Main, Berlin et al.: Peter Lang 2005.

233 Der Fragebogen ist abgedruckt im Monatsbulletin der OIHP [›Pandémie grippale de 1918–1919‹, in: *Bulletin Mensuel* 11 (1919), S. 888–894]. Eine Auswertung der zurückgesandten Fragebögen ließ sich im Monatsbulletin der darauffolgenden Jahre nicht finden. Lediglich in der Mikrofilmsammlung von Dokumenten der OIHP, die die WHO in Genf vorhält, befindet sich ein Film mit der Nummer T 39, der zurückgesandte Fragebögen enthält. Der Mikrofilm ist bislang offensichtlich nicht ausgewertet worden [Catalogue of the Material (Stored in WHO Archives on Microfilm) from L'Office International d'Hygiène Publique and The United Nations Relief and Rehabilitation Administration, WHO o.O. (Genf), o.J.].

234 Howard Phillips, David Killingray: ›Introduction‹, in: *The Spanish Influenza Pandemic of 1918–19* [wie Anm. 10], S. 8. – Phillips bezog sich dabei auf einen Hinweis im *Medical Journal of South Africa* vom Dezember 1920, S. 94 (pers. Mitteilung/e-mail 27.2.2008). Die Initiative hat im Monatsbulletin der OIHP keinen oder kaum Resonanz gefunden. Bei einer Durchsicht der Jahrgänge 1918–1927 fiel lediglich ein Bericht einer Unterkommission der OIHP aus dem Jahre 1926 auf, in dem eine Grippeüberwachung eingefordert wurde [›Rapport et conclusions de la Quatrième Sous-Commission épidémiologique‹, in: *Bulletin Mensuel/Office International d'Hygiène Publique* 18 (1926), S. 886].

235 Christina Brandt: *Metapher und Experiment. Von der Virusforschung zum genetischen Code.* Göttingen: Wallstein 2004, S. 60–67.

236 Wilson Smith, C. H. Andrewes, P. P. Laidlaw: ›A Virus Obtained from Influenza Patients‹, in: *Lancet* 222 (1933), S. 66–68.

237 Siehe u. a.: K. v. Neergaard: *Die Katarrh-Infektion als chronische Allgemeinerkrankung. Eine dynamische Reaktionspathologie des Rheumatismus und ätiologisch zugehöriger Erkrankungen als Ausdruck einer spezifischen Virusinfektion.* Dresden, Leipzig: Theodor Steinkopff 1939; Richard Bieling, Heinrich Heinlein: *Die Grippe. Ergebnisse experimenteller Untersuchungen.* Leipzig: Johann Ambrosius Barth 1949.

238 John M. Eyler, De Kruif's Boast: ›Vaccine Trials and the Construction of a Virus‹, in: *Bulletin of the History of Medicine* 80 (2006), S. 409–438.

239 Fred M. Davenport: ›Role of the Commission on Influenza‹, in: *Public Health Reports* 73 (1958), S. 133–139.

240 »Meine nächste Begegnung mit der Influenza fand 1944 statt, als ich bei der US-Armee war. [...] Wir GIs standen vor der Krankenstation Schlange und wurden geimpft, ein Soldat nach dem anderen, mit stets derselben 50-Milliliter-Injektionsspritze, obwohl ich mich daran erinnere, dass die Nadeln ausgetauscht oder zumindest mit 70-prozentigem Alkohol gereinigt (wenn schon nicht sterilisiert) wurden. Zur selben Zeit wurde in Deutschland Hepatitis B entdeckt, doch diese Neuigkeit hatte die US-amerikanische Ärzteschaft noch nicht erreicht. Ich habe mich seither immer wieder gefragt, wie viele Fälle von Hepatitis B wohl auf jene erste Massenimpfungsaktion in der US-Armee zurückzuführen sind.« (Richard M. Krause: *Influenza, the Rockefeller Institute, and »The Swine Flu Episode, 1976«,* unveröffentlichtes Manuskript vom 2.2.2006, erhalten vom Autor; Kurzversion siehe: Richard Krause: ›The Swine Flu Episode and the Fog of Epidemics‹, in: *Emerging Infectious Diseases* 12 (2006), S. 40–43). – Bei der deutschen Entdeckung, auf die Krause Bezug nimmt, dürfte es sich handeln um: H. Voegt: ›Zur Ätiologie der Hepatitis Epidemica‹, in: *Münchener Medizinische Wochenschrift* 89 (1942), S. 76. Gemeinhin gilt jedoch der Brite MacCallum als Entdecker der Hepatitisviren, siehe z. B.: G. M. Findlay, F. O. MacCallum: ›Note on Acute Hepatitis and Yellow Fever Immunization‹, in: *Transactions of the Royal Society of Tropical Medicine and Hygiene* 31 (1937), S. 297–308.

241 Milton I. Roemer: ›Meilensteine auf dem Weg zu einem internationalen Gesundheitswesen‹, in: *Das Handbuch Public Health.* Hrsg. v. Gerhard Polak. Wien: Springer 1999, S. 6.

242 *Official Records of the World Health Organization No. 1: Minutes of the Technical Preparatory Committee for the International Health Conference.* New York, Genf: United Nations World Health Organization Interim Commission 1947, Annex 10, S. 61.

243 Cornelis van den Berg, damals Generaldirektor für Public Health, Ministerium für soziale Angelegenheiten, Den Haag, Niederlande.

244 *Official Records of the World Health Organization No. 5: Minutes of the Third Session of the Interim Commission.* New York, Genf: United Nations World Health Organization Interim Commission 1947, Annex 25, S. 138.

245 *Official Records of the World Health Organization No. 6: Minutes of the Fourth Session of the Interim Commission.* New York, Genf: United Nations World Health Organization Interim Commission 1948, Annex 2, S. 56.

246 Im Jahre 1950 zog das Institut nach Mill Hill im Norden Londons, 1952 wurde Andrewes dort *Deputy Director*. Außerdem gründete er 1946 eine eigenständige Einrichtung zur Erforschung der Erkältungskrankheiten, die *Common Cold Unit* in Salisbury. Vgl. dazu D. A. J. Tyrrell, Christopher Howard Andrewes: ›7 June 1896 – 31 December 1987‹, in: *Biographical Memoirs of Fellows of the Royal Society* 37 (1991), S. 34–54. (Bei der Jahresangabe 1987 handelt es sich offensichtlich um einen Druckfehler, Andrewes starb im Dezember 1988. Vgl. den Nachruf in der *New York Times* vom 4.1.1989.)

247 Die klassische Formulierung mit Bezug auf die Bakteriologie lautete: »Die Bakterien sind für gewisse Infektionskrankheiten ein notwendiges Moment, aber keineswegs eine ausreichende Ursache der Krankheit!« (M. Mosse, G. Tugendreich: ›Einleitung‹, in: *Krankheit und Soziale Lage*. Hrsg. v. denselben. München: J. F. Lehmanns 1913, S. 4). – Allerdings muss man ergänzen, dass auch in Zeiten der Bakteriologie der Grippe faktisch keine sozialmedizinischen Betrachtungen angestellt worden sind. Das blieb im Wesentlichen eine Leerstelle.

248 *Official Records of the World Health Organization No. 6* [wie Anm. 245], S. 193–195.

249 *Official Records of the World Health Organization No. 7: Minutes and Documents of the Fifth Session of the Interim Commission*. New York, Genf: United Nations World Health Organization Interim Commission 1948, Annex 2, S. 87.

250 C. H. Andrewes: ›Epidemiology of Influenza‹, in: *Influenza. A Review of Current Research*. Hrsg. v. d. World Health Organization. Genf: Palais des Nations 1954, S. 16.

251 B. Schweiger: ›Nationale und globale Influenzasurveillance als Basis der jährlichen Impfstoffempfehlung‹, in: *Bundesgesundheitsblatt, Gesundheitsforschung, Gesundheitsschutz* 44 (2001), S. 1155.

252 A. M.-M. Payne: ›The Influenza Programme of WHO‹, in: *Influenza. A Review of Current Research* [wie Anm. 250], S. 151–169; M. E. Kitler, P. Gavinio, D. Lavanchy: ›Influenza and the Work of the World Health Organization‹, in: *Vaccine* 20 (2002), S. S5–S14; D. M. Flemming, J. van der Velden, W. J. Paget: ›The Evolution of Influenza Surveillance in Europe and Prospects for the Next 10 Years‹, in: *Vaccine* 21 (2003), S. 1749–1753; *Deutsches Ärzteblatt* 67 (1970), S. 688.

253 Siehe z. B.: Angus Nicoll: ›Children; Avian Influenza H5N1 and Pandemics‹, in: *Archives of Disease in Childhood*. Online veröffentlicht am 11.1.2008 (doi: 10.1136/adc.2006.101477), S. 2. – Nicoll bezieht sich auf: W. Paul Glezen: ›Emerging Infections: Pandemic Influenza‹, in: *Epidemiologic Reviews* 18 (1996), S. 64–76. Bei Glezen finden sich diese Zahlen jedoch nicht.

254 Arthur M. Silverstein: *Pure Politics and Impure Science. The Swine Flu Affair*. Baltimore, London: Johns Hopkins University Press 1981; Joel C. Gaydos, Franklin H. Top et al.: ›Swine Influenza A Outbreak, Fort Dix, New Jersey, 1976‹, in: *Emerging Infectious Disease* 12 (2006), S. 23–28.

255 Edwin D. Kilbourne: ›Influenza Pandemics in Perspective‹, in: *Journal of the American Medical Association* 237 (1977), S. 1225–1228.

256 Katsuhisa Nakajima, Ulrich Desselberger, Peter Palese: ›Recent Human Influenza A (H1N1) Viruses Are Closely Related Genetically to Strains Isolated in 1950‹, in: *Nature* 274 (1978), S. 334–339; J. S. Oxford: ›Influenza: A Pandemics of the 20th Century with Special Reference to 1918: Virology, Pathology and Epidemiology‹, in: *Reviews in Medical Virology* 10 (2000), S. 119–133; Jeffrey K. Taubenberger, Johan V. Hultin, David M. Morens: ›Discovery and Characterization of the 1918 Pandemic Influenza Virus in Historical Context‹, in: *Antivial Therapy* 12 (2007), S. 581–591.

257 Im Jahre 1976 ein Fall auf 100 000 Geimpfte, 1992/93 und 1993/94 ein bis zwei Fälle auf eine Million Impfungen.

258 I. Stephenson, K. G. Nicholson: ›Influenza: Vaccination and Treatment‹, in: *European Respiratory Journal* 17 (2001), S. 1282–1293.

259 Weniger als 20 % im Fall der Asthmatiker, weniger als 40 % im Fall der Beschäftigten im Gesundheitswesen. Siehe: M. J. Wiselka, J. Kent et al.: ›Influenza and Asthma‹, in: *Lancet* 339 (1992), S. 367–368; Helen C. Maltezou, Antonios Maragos et al.: ›Influenza Vaccination Acceptance among Health-care Workers: A Nationwide Survey‹, in: *Vaccine* 26 (2008), S. 1408–1410.

260 Kenneth F. Shortridge: ›Influenza, Hong Kong, and the China Traveler‹, in: *Journal of Travel Medicine* 2 (1995), S. 257–259.

261 B. Schweiger: ›Nationale und globale Influenzasurveillance‹ [wie Anm. 251], S. 1153–1161.

262 *FDA News* vom 17. 4. 2007 – Eine europäische präpandemische Vakzine ist im Juni 2008 zugelassen worden; vgl. EB: ›Erster präpandemischer Impfstoff‹, in: *Deutsches Ärzteblatt* 105 (2008), B 1092.

263 Ludwig Fejes: ›Die Aetiologie der Influenza‹, in: *Deutsche Medizinische Wochenschrift* 45 (1919), S. 653–654.

264 J. W. H. Chun: ›Influenza Including Its Infection among Pigs‹, in: *The National Medical Journal of China* 5 (1919), S. 34–44.

265 O. H. V. Stalheim: *The Winning of Animal Health. 100 Years of Veterinary Medicine.* Ames: Iowa State University Press 1994, S. 5, 149.

266 J. S. Koen: ›Hog Cholera Control in Iowa‹, in: *Report of the Twentieth Annual Meeting of the U. S. Livestock Sanitary Association.* Chicago 1916, S. 59–75.

267 Walt Stevens: ›Successor to Baughman's Serum Company Sells Worldwide‹, in: *The Messenger* (Fort Dodge) 11. 1. 1998; Kenneth E. Baughman, Daniel E. Baughman: *D. V. M., Founder of Fort Dodge Laboratories.»A Pioneer in Veterinary Medicine«.* Unveröffentlichtes Manuskript, erhalten von Becky S. Jordan, Universitätsbibliothek der Iowa State University in Ames, 23. 1. 2006.

268 Reklame der ›Fort Dodge Serum Co.‹ in: *American Journal of Veterinary Medicine* 14 (1919), Anzeigenteil, S. 40–41.

269 J. I. Gibson (State Veterinarian), Iowa, in: *Report of the Twenty-Second Annual Meeting.* U. S. Livestock Sanitary Association, Chicago, December 2–4, 1918, S. 191–192.

270 J. S. Koen: ›A Practical Method for Field Diagnosis of Swine Diseases‹, in: *American Journal of Veterinary Medicine* 14 (1919), S. 468–470.

271 *American Journal of Veterinary Medicine* 14 (1919), S. 471–476.

272 ›Significance of Financial Changes in Agriculture and the National Economy‹,
in: *Career Opportunities for Graduate Veterinarians in the Bureau of Animal Industry,
Miscellaneous Publication No. 671*. Hrsg. v. United States Department of Agriculture. Washington D.C. 1949, S. 15; M.M. Kaplan (General Discussion), in: *The
American Review of Respiratory Diseases* 83 (1961), Supplement, S. 52.

273 Kenneth E. Baughman: *Daniel E. Baughman, D.V.M., Founder of Fort Dodge
Laboratories* [wie Anm. 267].

274 Richard E. Shope: ›The R.E. Dyer Lecture. Influenza: History, Epidemiology,
and Speculation‹, in: *Public Health Reports* 73 (1958), S. 165–178; Christopher
Andrewes: ›Richard Edwin Shope December 25, 1901 – October 2, 1966‹, in:
Biographical Memoirs, Bd. 50. Hrsg. v. National Academy of Science of the
United States of America. Washington D.C. 1979, S. 353–375; Jeffrey K. Taubenberger, Johan V. Hultin, David M. Morens: ›Discovery and Characterization
of the 1918 Pandemic Influenza Virus [wie Anm. 256], S. 581–591.

275 Richard E. Shope: ›The Etiology of Swine Influenza‹, in: *Science* 73 (1931), S. 214–
215; ders.: ›Swine influenza I–III‹, in: *Journal of Experimental Medicine* 54 (1931),
S. 349–385.

276 Raymond B. Fosdick: *The Story of the Rockefeller Foundation (1952)*. New Bruns-
wick, Oxford: Transaction Publishers ND 1989, S. 52.

277 David Tyrrell: ›Discovery of Influenza Viruses‹, in: *Textbook of Influenza*. Hrsg.
v. Karl G. Nicholson, Robert G. Webster, Alan J. Hay. Oxford, London et al.:
Blackwell Science 1998, S. 21.

278 Wilson Smith, C.H. Andrewes, P.P. Laidlaw: ›A Virus Obtained from Influ-
enza Patients‹ [wie Anm. 236]; C.H. Andrewes, P.P. Laidlaw, Wilson Smith:
›The Susceptibility of Mice to the Virus of Human and Swine Influenza‹, in:
Lancet 223 (1934), S. 859–862.

279 Christopher Andrewes: ›Richard Edwin Shope‹ [wie Anm. 274], S. 355.

280 Im Jahre 1855 hatte schon der deutsche Pathologe Rudolf Virchow den Begriff
verwendet und als »Infectionen durch contagiöse Thiergifte« definiert. In den
Jahren 1951 bis 1954 bezeichnete die WHO Zoonosen als Krankheiten, die
tierischen Ursprungs und auf den Menschen übertragbar sind. Die heute üb-
liche Definition stammt ebenfalls von der WHO, aus dem Jahre 1959: »Those
diseases and infections (the agents of) which are naturally transmitted bet-
ween (other) vertebrate animals and man.« – »Die Krankheiten und Infektio-
nen (deren Agentien), die auf natürlichem Wege zwischen (anderen) Wirbel-
tieren und Menschen übertragen werden.« (A. Mantovani: ›Notes on the
Development of the Concept of Zoonoses‹, in: *WHO Mediterranean Zoonoses
Control Centre Information Circular* Nr. 51, Februar 2001, S. 2–3.)

281 Wilfried Witte: ›Die Grippe-Pandemie 1918–1920 in der medizinischen Debatte‹, in: *Berichte zur Wissenschaftsgeschichte* 29 (2006), S. 5–20.

282 Werner Schäfer: ›Vergleichende sero-immunologische Untersuchungen über
die Viren der Influenza und klassischen Geflügelpest‹, in: *Zeitschrift für Natur-
forschung* 10b (1955), S. 81–91.

283 Louis Pasteur: ›Sur les maladies virulentes, et en particulier sur la maladie appelée vulgairement Choléra des poules‹, in: *Comptes rendus de l'Academie des sciences* 90 (1880), S. 239.

284 Edoardo Perroncito: ›Epizoozia tifoide nei gallinacei‹, in: *Annali della Reale Accademia d'Agricoltura di Torino*. Turin 1878, S. 87–126.

285 Eugenio Centanni: ›Die Vogelpest. Beitrag zu dem durch Kerzen filtrierbaren Virus‹, in: *Centralblatt für Bakteriologie, Parasitenkunde und Infektionskrankheiten, 1. Abteilung: Medicinisch-hygienische Bakteriologie und tierische Parasitenkunde* 31 (1902), S. 145–152, 182–201; Alois Lode, Max Gruber: ›Bakteriologische Studien über die Aetiologie einer epidemischen Erkrankung der Hühner in Tirol (1901)‹, in: *Centralblatt für Bakteriologie, Parasitenkunde und Infektionskrankheiten, 1. Abteilung: Medicinisch-hygienische Bakteriologie und tierische Parasitenkunde* 30 (1901), S. 593–604; Arnaldo Maggiora, Gian Luca Valenti: ›Ueber eine Seuche von exsudativem Typhus bei Hühnern‹, in: *Zeitschrift für Hygiene und Infektionskrankheiten, medizinische Mikrobiologie, Immunologie und Virologie* 41 (1903), S. 185–243, vgl. auch: A. P. Waterson, Lise Wilkinson: *An Introduction to the History of Virology*. Cambridge, London et al.: Cambridge University Press 1978, S. 37–44, 136–139.

286 Eugenio Centanni: ›Die Vogelpest [wie Anm. 285], S. 147.

287 Anton Mayr: ›Eradikation und Tilgung von Seuchen‹, in: *Deutsches Ärzteblatt* 103 (2006), B 2713.

288 R. D. Slemons, D. C. Johnson, J. S. Osborn, F. Hayes: ›Type A Influenza Viruses Isolated from Wild Free-flying Ducks in California‹, in: *Avian Diseases* 18 (1974), S. 119–125.

289 Hafez Mohamed Hafez: ›Geflügelpest: Alte Krankheit mit ständiger Gefahr für Geflügel‹, in: *Tierärztliche Umschau* 58 (2003), S. 343–351.

290 Statt von »Geflügelpest« wird in Fachkreisen inzwischen umständlicher von »Highly« Pathogenic Avian Influenza« (»Hochpathogene aviäre Influenza«), kurz »HPAI« gesprochen.

291 Dazu ist es bislang nur vereinzelt gekommen. (Vgl.: Hua Wang, Zijian Feng et al.: ›Probable Limited Person-to-person Transmission of Highly Pathogenic Avian Influenza A (H5N1) Virus in China‹, in: *Lancet*, online 8. April 2008 [doi: 10.1016/S0140-6736(08)60493-6].)

292 Wilfried Witte: ›Die Grippe-Pandemie 1918–1920 in der medizinischen Debatte‹ [wie Anm. 281], S. 5–20.

293 Jeffrey K. Taubenberger, Johan V. Hultin, David M. Morens: ›Discovery and Characterization of the 1918 Pandemic Influenza Virus [wie Anm. 256].

294 Jeffrey K. Taubenberger, Ann H. Reid et al.: ›Initial Genetic Characterization of the 1918 »Spanish« Influenza Virus‹, in: *Science* 275 (1997), S. 1793–1796.

295 J. S. Oxford: ›Influenza [wie Anm. 256], S. 123.

296 Jeffrey K. Taubenberger, Ann H. Reid et al.: ›Characterization of the 1918 Influenza Virus Polymerase Genes‹, in: *Nature* 437 (2005), S. 889–893; Terrence M. Tumpey, Christopher F. Basler et al.: ›Characterization of the Reconstructed 1918 Spanish Influenza Pandemic Virus‹, in: *Science* 310 (2005), S. 77–80.

297 Darwyn Kobasa, Ayato Takada et al.: ›Enhanced Virulence of Influenza A Viruses with the Haemagglutinin of the 1918 Pandemic Virus‹, in: *Nature* 431 (2004), S. 703–707; Michael T. Osterholm: ›Preparing for the Next Pandemic‹, in: *New England Journal of Medicine* 352 (2005), S. 1839–1842; Darwyn Kobasa, Steven M. Jones et al.: ›Aberrant Innate Immune Response in Lethal Infection of Macaques with the 1918 Influenza Virus‹, in: *Nature* 445 (2007), S. 319–323.
    – Immunologische Ansätze zur Erklärung der Pathologie der Grippe gab es auch schon 1918, siehe: Wilfried Witte: *Erklärungsnotstand* [wie Anm. 5], S. 259–268.

298 Maria Zambon: ›The Inexact Science of Influenza Prediction (commentary)‹, in: *Lancet* 363 (2004), S. 582–583; Adolfo García-Sastre, Richard J. Whitley: ›Lessons Learned from Reconstructing the 1918 Influenza Pandemic‹, in: *Journal of Infectious Diseases* 194 (2006), S. S127–S132; David M. Morens, Anthony S. Fauci: ›The 1918 Influenza Pandemic: Insights for the 21st Century‹, in: *Journal of Infectious Diseases* 195 (2007), S. 1018–1028.

299 World Health Organization: ›WHO Global Influenza Prepardness Plan. The Role of WHO and Recommendations for National Measures before and during Pandemics‹, WHO – Department of Communicable Disease Surveillance and Response Global Influenza Programme 2005.

300 ›Nationaler Influenzapandemieplan, Teil I und II, Analysen und Konzepte für Deutschland.‹ Ein Bericht der Expertengruppe ›Influenza-Pandemieplanung‹ am Robert Koch-Institut, Berlin, Juli 2005.

301 ›Lükex 07, eine Länderübergreifende Krisenmanagement-Übung (Exercise) zum Thema Influenzapandemie‹, internes Papier (drei Seiten) des Robert Koch-Instituts, zur Verfügung gestellt vom Robert Koch-Institut im November 2007; Annette Ramelsberger, Peter Blechschmidt: ›Die simulierte Pandemie‹, in: *Süddeutsche Zeitung* vom 7.11.2007.

302 Stephen C. Schoenbaum, Marion T. Coleman et al.: ›Epidemiology of Influenza in the Elderly: Evidence of Virus Recycling‹, in: *American Journal of Epidemiology* 103 (1976), S. 166–173; W. Paul Glezen: ›Emerging Infections: Pandemic Influenza‹, in: *Epidemiologic Reviews* 18 (1996), S. 64–76; Stephen C. Schoenbaum: ›Transmission of, and Protection against, Influenza‹, in: *The Spanish Influenza Pandemic of 1918–1919* [wie Anm. 10], S. 241–251.

303 Thomas A. Reichert, Norio Sugaya et al.: ›The Japanese Experience with Vaccinating Schoolchildren against Influenza‹, in: *New England Journal of Medicine* 344 (2001), S. 889–896.

304 ›Nochmals: Oseltamivir und Kinder‹‹, in: *arzneitelegramm* 37 (2006), S. 122; ›Japan: Oseltamivir (Tamiflu) nicht mehr für Teenager‹, in: *arzneitelegramm* 38 (2007), S. 40.

305 Anne Moscona: ›Oseltamivir Resistance – Disabling Our Influenza Defenses‹, in: *New England Journal of Medicine* 353 (2005), S. 2633–2637; Frederick G. Hayden: ›Antiviral Resistance in Influenza Viruses – Implications for Management and Pandemic Response‹, in: *New England Journal of Medicine* 354 (2006), S. 785–788.

306 Die nachfolgenden Informationen stammen im Wesentlichen von Klappen-texten zweier Bücher Colliers und von verschiedenen Internet-Seiten (insbesondere durch Titelsuche via www.zvab.de).

307 Richard Collier: *A House Called Memory*. New York: E.P. Dutton & Company 1961.

308 Richard Collier: *Pay-off in Calcutta*. New York: Ace 1958; ders.: *The Lovely and the Damned*. New York: Ace 1958.

309 Harry Grattidge, Richard Collier: *Captain of the Queens: Autobiography of Captain Harry Grattidge*. London: Oldbourne 1956 (und New York: Dutton 1956); Richard Collier: *Ten Thousand Eyes. The Amazing Story of the Spy Network That Cracked Hitler's Atlantic Wall before D-Day*. London: Collins 1958 (und New York: E.P. Dutton 1958, franz.: *La Guerre secrete du mur de l'Atlantique*. Edition Pocket 1964); ders.: *The City That Would Not Die*. New York: E.P. Dutton 1960; ders.: *The General Next to God. The Story of William Booth and the Salvation Army*. London: Collins 1963; ders.: *The great Indian Mutiny. A Dramatic Account of the Sepoy Rebellion*. New York: E.P. Dutton 1964; ders.: *Duce! A Biography of Benito Mussolini*. New York: Viking 1971 (ital.: *Duce! Duce! Ascesa e caduta di Benito Mussolini*. Mailand: Mursia 1983, dt.: *Mussolini. Aufstieg und Fall des Duce*. München: Heyne 1983); ders.: *The War in the Desert*. Alexandria/Virginia: Time Life Books Inc. 1977; ders.: *Bridge across the Sky: The Berlin Blockade and Airlift*. 1948–1949, New York: McGraw-Hill 1978; ders.: *1941: Armageddon*. London: Hamish Hamilton 1982.

310 So z.B. in: Richard Collier: *The Sands of Dunkirk*. London: Collins 1961 (und New York: Dutton 1961).

311 Richard Collier: *A House Called Memory* [wie Anm.307], S.116.

312 Richard Collier: *The Plague of the Spanish Lady. The Influenza Pandemic of 1918–1919*. London: Macmillan 1974 [gebunden; eine Paperback-Ausgabe ist erschienen bei Allison & Busby in London im Jahr 1996], S.19.

313 Ebd.

314 Howard Phillips: ›The Re-appearing Shadow of 1918: Trends in the Historiography of the 1918–19 Influenza Pandemic‹, in: *Canadian Bulletin of Medical History* 21 (2004), S.121–134.

315 Colin Brown: ›The Influenza Pandemic of 1918 in Indonesia‹, in: *Death and Disease in Southeast Asia. Explorations in Social, Medical and Demographic History*. Hrsg. v. Norman G. Owen. Singapur, Oxford, New York: Oxford University Press 1987, S.253.

316 Zum Begriff des kulturellen Gedächtnisses siehe Aleida Assmann: *Der lange Schatten der Vergangenheit. Erinnerungskultur und Geschichtspolitik*. München: C.H. Beck 2006.

317 Eric Hobsbawm, Terence Ranger (Hgg.): *The Invention of Tradition* (1983). Cambridge, New York et al.: Cambridge University Press 1993.

318 Zum Zusammenhang von Erstem Weltkrieg und Grippe zuletzt: Robert J. Brown: *Fateful Alliance: The 1918 Influenza Pandemic and the First World War. In the British Context*. PhD thesis Syracuse University. New York 2006; vgl. auch: Frank Macfarlane Burnet: *Naturgeschichte der Infektionskrankheiten des Menschen*,

übers. von H. Kinzel und V. Kinzel. Frankfurt/Main: S. Fischer 1971, S. 289–290; Howard Phillips, David Killingray: ›Introduction‹, in: *The Spanish Influenza Pandemic of 1918–19* [wie Anm. 10], S. 11–12.

319 Wilfried Witte: *Erklärungsnotstand* [wie Anm. 5].

320 Gerhard Velburg: *Rumänische Etappe* [wie Anm. 4], S. 323–324.

321 Paul W. Ewald: *Plague Time. The New Germ Theory of Disease.* New York: The Free Press 2000 (Paperback: New York: Anchor Books 2002).

322 Pierre Nora (Hg.): *Les lieux de mémoire, Bd. I–III* (7 Teilbände). Paris: Gallimard 1986–1992.

323 Zum Begriff der Erinnerung in der Geschichtswissenschaft siehe Aleida Assmann: *Der lange Schatten der Vergangenheit* [wie Anm. 316]; Etienne François, Hagen Schulze (Hgg.): *Deutsche Erinnerungsorte*, Bd. I. München: C. H. Beck, 4. Aufl. 2002; Wilfried Witte: ›Populär oder elitär? Anmerkungen zum Kulturbegriff in der Geschichtswissenschaft‹, in: *Berichte zur Wissenschaftsgeschichte* 25 (2002), S. 253–264.

324 Michael Greger: *Bird Flu: A Virus of Our Own Hatching.* New York: Lantern Books 2006.

325 Richard E. Shope: ›The R. E. Dyer Lecture [wie Anm. 274], S. 167.

326 W. I. B. Beveridge: *Grippe – die letzte große Seuche* (1977), übers. von R. Flöhl. Marburg/Lahn: Die Medizinische Verlagsgesellschaft 1978, S. 21.

327 Edwin D. Kilbourne: ›Influenza Pandemics in Perspective‹, in: *Journal of the American Medical Association* 237 (1977), S. 1225.

328 J. S. Oxford: ›Influenza‹ [wie Anm. 256], S. 130.

329 Christina E. Mills, James M. Robins, Marc Lipsitch: ›Transmissibility of 1918 Pandemic Influenza‹, in: *Nature* 432 (2004), S. 904–906; Gabriel Sertsou, Nick Wilson et al.: ›Key Transmission Parameters of an Institutional Outbreak during the 1918 Influenza Pandemic Estimated by Mathematical Modelling‹, in: *Theoretical Biology and Medical Modelling* 3 (2006): 38 (doi:10.1186/1742-4682-3-38), 7 Seiten; Richard J. Hatchett, Carter E. Mecher, Marc Lipsitch: ›Public Health Interventions and Epidemic Intensity during the 1918 Influenza Pandemic‹, in: *Proceedings of the National Academy of Sciences of the United States of America* 104 (2007), S. 7582–7587; Hiroshi Nishiura: ›Time Variations in the Transmissibility of Pandemic Influenza in Prussia, Germany, from 1918–19‹, in: *Theoretical Biology and Medical Modelling* 4 (2007): 20 (doi:10.1186/1742–4682–4–20), 9 Seiten.

330 Christopher J. L. Murray, Alan D. Lopez et al.: ›Estimation of Potential Global Pandemic Influenza Mortality on the Basis of Vital Registry Data from the 1918–20 Pandemic: a Quantitative Analysis‹, in: *Lancet* 368 (2006), S. 2211–2218.

331 Edwin D. Kilbourne: ›A Rondelay (Without Cadenza) by the Virion of Influenza (1981), ND‹, in: *Emerging Infectious Diseases* 14 (2008), S. 359.

Geschichte bei *Wagenbach*

Natalie Zemon Davis LEO AFRICANUS
Ein Reisender zwischen Orient und Okzident
Die große Historikerin Natalie Zemon Davis erzählt die exemplarische
Lebensgeschichte des Leo Africanus wie einen Abenteuerroman: als Muslim
geboren, von Katholiken vertrieben, von Piraten gefangengenommen und
vom Papst getauft ...
Aus dem Englischen von Gennaro Ghirardelli
Gebunden mit Schildchen und Prägung. 400 Seiten mit vielen Abbildungen

Alain Corbin PESTHAUCH UND BLÜTENDUFT
Eine Geschichte des Geruchs
Für die Leser von Süskinds Parfum: hier die historische Grundlage.
Eine lebendig erzählte Kulturgeschichte des Geruchs, von den Anfängen der
Körperpflege und öffentlichen Hygiene, der Parfümmanufakturen und der
Ökologie im 19. Jahrhundert.
Aus dem Französischen von Grete Osterwald
Gebunden. 384 Seiten mit zahlreichen Abbildungen

Carlo Ginzburg HOLZAUGEN
Über Nähe und Distanz
Was ist uns fremd, was nahe? Wer erinnert sich nicht an die berühmte
Geschichte, in der der alte Gepetto aus einem zufällig gefundenen Stück Holz
eine Puppe zu schnitzen beginnt, deren Augen ihn plötzlich lebendig und
fragend anschauen?
Es sind Pinocchios hölzerne Augen und ihr befremdeter Blick auf das mensch-
liche Leben, die diesem Buch seinen Namen gaben.
Aus dem Italienischen von Renate Heimbucher
Gebunden. 288 Seiten. Mit Abbildungen

Natalie Zemon Davis DREI FRAUENLEBEN
Glikl. Marie de l'Incarnation. Maria Sibylla Merian
Das Leben dreier faszinierender Frauen, die in der frühen Neuzeit ihren
eigenen Weg auch ohne Männer gefunden haben:
Eine jüdische Großhändlerin aus Hamburg, die in ganz Europa Geschäfte
tätigt. Eine Französin, die nach Kanada aufbricht und die Indianer missio-
niert. Eine Frankfurterin, die sich scheiden läßt, um in Mittelamerika die
Flora und Fauna zu erforschen.
Aus dem Amerikanischen von Wolfgang Kaiser
Halbleinen. 396 Seiten mit Bildern

(Medizin-)Geschichte in *Wagenbachs anderen Taschenbüchern*

David Bainbridge DAS X IN SEX
Wie ein Chromosom unser Leben bestimmt
Ein winziges, genetische Informationen tragendes Teilchen legt unser
Geschlecht fest, ist für lebenslange Krankheiten verantwortlich, greift in
Abläufe unseres Körpers ein. Noch nie wurde die Geschichte der Chromo-
somen und ihrer Entdeckung so verständlich und unterhaltsam erzählt.
Aus dem Englischen von Sebastian Vogel
WAT 507. 240 Seiten

David Herlihy
DER SCHWARZE TOD UND DIE VERWANDLUNG EUROPAS
Herlihy untersucht den radikalen Einschnitt durch die Pest in der Mitte des
14. Jahrhunderts, der in Europa bis zu drei Viertel der Bevölkerung zum
Opfer fielen und die sich in diesem Ausmaß nie mehr wiederholte.
Herausgegeben und mit einem Nachwort versehen von Samuel K. Cohn, Jr.
Aus dem Englischen von Holger Fliessbach
WAT 391. 144 Seiten mit vielen Abbildungen

Victor Zaslavsky KLASSENSÄUBERUNG
Das Massaker von Katyn
Die kühle und schockierende Analyse eines stalinistischen Massenmordes:
Während der Perestroika mühsam zugegeben, wurden die Archive unter
Putin wieder geschlossen, mit der Begründung, »eine demographische
Motivation hat es nicht gegeben.«
Aus dem Italienischen von Rita Seuss
WAT 579. 144 Seiten

WIE GESCHICHTE GESCHRIEBEN WIRD
Der Historiker sei »wie der Menschenfresser im Märchen: wo er Menschen-
fleisch wittert, da weiß er seine Beute«, heißt es bei Marc Bloch. Auf welche
Weise aber forscht der Historiker?
Ein Band für jeden, der historische Wissenschaft studieren oder verstehen
will.
Mit Beiträgen von Fernand Braudel, Nathalie Zemon Davis, Lucien Febvre, Carlo Ginzburg
und anderen
WAT 326. 128 Seiten

Bildnachweis

© 2008 Verlag Klaus Wagenbach, Emser Straße 40/41, 10719 Berlin
Umschlaggestaltung Julie August unter Verwendung einer Photographie von »Anti-Influenza-Masken« aus dem Medizinhistorischen Institut und Museum, Zürich. Gesetzt aus der Hoefler. Einband- und Vorsatzpapier von peyer graphics GmbH. Gedruckt auf säurefreiem Papier (Schleipen) und gebunden bei Pustet, Regensburg. Printed in Gemany.
Alle Rechte vorbehalten

ISBN 978 3 8031 3628 2